母乳喂养
一本通

主 编 江秀敏

科学出版社

北 京

内 容 简 介

为了更好地推动母乳喂养，给产科医护人员、广大孕产妇及家属提供更专业、更细致、更人文化的母乳喂养指导，我们组织临床一线专家编写了本书。本书以妊娠期、分娩期、产褥期、哺乳期、食物转换期以及离乳期六个不同时期为主线，从母乳喂养的人文思考入手，内容涵盖母婴正常情况及疾病状态下的母乳喂养知识，并结合中医适宜技术在母乳喂养中成功的经验及案例，图文并茂、内容科学，可操作性强，可供临床母乳喂养指导者使用。

图书在版编目（CIP）数据

母乳喂养一本通 / 江秀敏主编. —北京：科学出版社，2019.5
ISBN 978-7-03-059618-5

Ⅰ.①母… Ⅱ.①江… Ⅲ.①母乳喂养 Ⅳ.①R174

中国版本图书馆 CIP 数据核字(2018)第 272120 号

责任编辑：王 颖 ／ 责任校对：郭瑞芝
责任印制：徐晓晨 ／ 封面设计：陈 敬

科 学 出 版 社 出版
北京东黄城根北街 16 号
邮政编码：100717
http://www.sciencep.com
北京九州迅驰传媒文化有限公司印刷
科学出版社发行 各地新华书店经销

*

2019 年 5 月第 一 版 开本：890×1240 A5
2025 年 3 月第三次印刷 印张：4 3/4
字数：155 000
定价：35.00 元
（如有印装质量问题，我社负责调换）

编 委 名 单

主　编　江秀敏
副主编　林玉平　徐　钦
编　委　（按姓氏拼音排序）

郭胜斌　福建省妇幼保健院
江秀敏　福建省妇幼保健院
林　艳　福建省妇幼保健院
林明锋　福建省卫生健康委员会
林玉平　福建省妇幼保健院
刘桂华　福建省妇幼保健院
刘照贞　福建省妇幼保健院
任艳丽　福建省妇幼保健院
徐　钦　福建医科大学
徐玉英　福建省妇幼保健院
许　莹　福建省妇幼保健院
杨　娟　福建省妇幼保健院
佘仙容　福建省妇幼保健院

序

对每一个孩子来说，母爱是世界上最伟大的爱，而母乳是婴儿最天然和最理想的食物。母乳喂养有益于婴儿的身心健康，也对母亲大有益处，这一观念已获得广泛认同。正确有效地开展母乳喂养是绝大多数母亲和妇幼健康工作者的共同追求。

由于人们认识的偏差、母乳喂养知识不足及环境条件限制等多种因素的影响，倡导6个月纯母乳喂养的现状仍不能令人满意。鉴于此，由福建省妇幼保健院江秀敏教授牵头，组织福建省在母乳喂养领域造诣颇深的专家，从丰富的临床实践和培训教学经验中提炼出精华，同时博采众长，参阅诸多国内外文献，结合福建省的实际情况，编写了《母乳喂养一本通》一书。该书15.5万字，分4篇20章，内容涵盖促进母乳喂养成功的技术、母乳喂养常见问题、特殊情况下母乳喂养指导等，集中体现近年来母乳喂养领域的新理念、新知识和新技能，图文并茂、深入浅出、查阅便捷，具有较强的实用性、速查性和系统性。相信该书可以为从事母乳喂养指导工作的各类人员提供有益参考，更能成为广大女性自学母乳喂养知识的良师益友。

周 策

福建省卫生健康委员会妇幼健康服务处处长

2018 年 12 月 20 日于福州

前　言

　　母乳是婴儿最理想的天然食物，母乳喂养是妈妈和孩子获得安全感的重要方式，是母子情感交流的纽带，是人类赖以繁衍生息的重要环节，也是近年来备受社会各界广泛关注的热点。6 个月内纯母乳喂养将对婴儿整个生命周期的健康带来积极影响，可以有效降低其成年后相关疾病的发病率。

　　2018 版《母乳喂养促进策略指南》指出：受多种因素影响，目前中低收入国家 6 月龄内婴儿的纯母乳喂养率仅为 37%，高收入国家婴儿纯母乳喂养持续时间更短。目前我国"90 后"人群逐步成为生育主体，这一代人更讲究个人的生活品质，对哺育下一代的热情和经验都相对匮乏，而他们的父母也只有养育一个孩子的经验，以致母乳喂养的主动性和技巧性都不高。另外，在产科临床常遇到母乳喂养指导过程存在困难，使用常规方法难以奏效。为了更好地推动母乳喂养，实现《中国儿童发展纲要（2011—2020 年）》中制定的母乳喂养目标，为产科医护人员及广大群众提供更专业、更具体、更人文化的母乳喂养指导，我们组织专家编写了本书。本书的编写专家均来自临床一线，有着丰富的母乳喂养临床实践和教学经验。

　　本书的出版得到了福建省卫生健康委员会领导的大力支持及妇幼健康专项经费的资助，在此一并表示感谢！

　　因编者水平有限，书中难免出现疏漏，恳请广大读者和同行提出宝贵建议，以便不断改进。

江秀敏

2018 年 12 月

目　　录

第一篇

总论

第一章　母乳喂养的人文思考

母乳喂养是一个近年来备受社会各界广泛关注的热点，表现在一年一度的"全国母乳喂养宣传日"及"世界母乳喂养周"对母乳喂养的宣传、国家爱婴医院的创建、"妈妈小屋""母爱十平方"等公益项目的倡导与推广、"母乳喂养快闪"等民间活动的举行等。究其缘由，母乳喂养事关人类下一代的发展，对于母乳喂养的关注，归根到底是对人类自身发展命运的关注。

在科学技术日益发达的今天，不少人开始对母乳喂养的必要性和科学性产生动摇——新产品层出不穷，是否有一些产品比母乳更有营养、对孩子更好？母乳代用品是否可以替代母乳将女性从哺乳中解放出来？母乳喂养是否还有坚持的必要？答案非常明确，母乳不可替代，推行和指导母乳喂养是大家应担负的社会责任，坚持母乳喂养是母婴健康的基本需要。

一、人类对母乳喂养的认知进程

人类对母乳喂养的认识是随着自身发展、历史与时代变迁而不断变化的。大体经历了从别无选择，到自由选择，再到倡导选择的历程。人类无疑是地球上最高等的哺乳动物，但通过物竞天择的自然规律，仍然保留了母乳喂养这一本能，足以说明母乳喂养是人类作为哺乳动物赖以繁衍生息的重要环节。哺乳动物比鸟类更为高等，那么，为什么哺乳动物要生产乳汁来喂养后代？而不像多数鸟类那样给后代喂饲反刍食物？一直以来，生物学家对这一进化产物深感疑惑，因为将食物转化为乳汁要耗费母体相当多的能量。对此，英国剑桥大学的 Sasha Dall 和圣安德鲁大学的 Ian Boyd 通过数学模型证明，乳汁可以帮助哺乳动物应对食物供应不足，在食物缺乏的环境中，大大提升下一代生存的机会。

在古代，母乳喂养是人类养育下一代的唯一可靠方法。如果婴儿得不到母乳，就会面临夭折的风险，在这一点上，那时的人类婴儿与普通的哺乳动物无异。

随着社会的发展，乳母这一行业得以产生。一些不能母乳喂养或不愿母乳喂养的母亲，通过雇乳母来喂养自己的孩子。这在本质上也是推崇母乳喂养。

随着配方奶粉的出现和女权运动兴起，部分女性认为母乳喂养是强加在女性身上不公平的责任和枷锁，甚而提出"只要人性，不要母性"的口号，认为自己有权拒绝进行母乳喂养。女性作为人类自身的生产者，在人类的文明进程中占据了不可或缺的重要地位。女性在养育孩子的过程中，也涵养着自己的母性，彰显人性的光芒。20 世纪 90 年代后，母乳喂养的重要性不断被重新认识，从生理需求上升到心理需求，从心理需求上升到社会发展需求。1990 年，卫生部就将每年 5 月 20 日定为"全国母乳喂养宣传日"。国际母乳喂养行动联盟确定每年 8 月 1～7 日为"世界母乳喂养周"。母乳喂养再次引起全人类的关注。

二、母乳喂养的魅力所在

在生产力欠发达、物资相对匮乏的古代，母亲能给孩子最好的营养物质，唯有母乳。我国古代的诸多典籍对母乳喂养均有详细记载。母亲能够自己进行母乳喂养自然是首选，但如果奶水不足，如何是好？古人想到了"借奶"，以确保孩子尽可能得到母乳喂养。只有在万般无奈下，才会采用米汤或动物奶等替代品，足见即使在古代，我国对母乳喂养也是具有相当的重视程度。母乳喂养有着怎样的魅力，从人文角度分析，大体可归结为以下几点。

（一）母乳喂养是婴儿获得生存能量的主要方式

中医古籍《育婴家秘》描述母乳为"乳为血化美如饴"，说明了母乳是母体的精华所在，营养丰富，且味美如饴。母乳作为婴儿成长最便捷、最经济、最安全的天然食物，已得到现代科学证实。它是婴儿最理想的食物来源，含有婴儿成长所需要的大部分营养和抗体。随着婴儿的生长，母体分泌的乳汁成分也会随婴儿的营养需求进行动态调整。对婴儿来说，母乳是最天然、最珍贵、最理想的食物，含有丰富的营养物质和免疫活性物质。这些特质注定了母乳不可复制、无可取代。

（二）母乳喂养是母亲和婴儿获得安全感的重要方式

蒙特梭利认为，人类在生理胚胎期之外还有一个心理胚胎期，指的是 0～1 岁婴儿心理生长的一个过程。美国儿科学会研究表明，婴幼儿心智的健康成长，有赖于持续地获得足够的安全感，而母乳喂养是婴儿期获得安全感的一个重要方式，是心理胚胎期健康成长的关键一步。此外，诸多研究也已证实，母乳喂养可以有效减少产妇的产后抑郁，其本质也是母亲从孩子身上寻得了安全感。在母乳喂养的过程中，女性完善了作为母亲这一角色，使其产生强烈的母职意识，对改善和巩固家庭关系、增加父母对家庭子女的社会责任感、构建和谐社会都有着积极意义。从这一层面上讲，母乳喂养对家庭和社会也提供了更高层次的安全感。

（三）母乳喂养是母子交流的方式

诺贝尔文学奖获得者莫言所著的《丰乳肥臀》是一本向母亲、母爱和母性致敬的书。此书的创作灵感来源于他在地铁口看到一位母亲在寒风中哺乳的温暖场景，当时就"感觉她像圣母一样庄严神圣"。为此，他决定写一部小说，献给他的母亲，也献给所有的母亲。莫言介绍，他是家里最小的儿子，在物资匮乏的年代，为了保证他的营养，母亲喂他母乳到 5 岁。无独有偶，著名画家达·芬奇有一幅代表作《哺乳圣母》，画的也是一位安详哺乳的母亲，画面中，母与子神态恬淡，母亲的眼睛温柔地注视着怀里的婴儿，婴儿手扶母亲的乳房。伟大的艺术家都将哺乳作为创作的主题，并取得巨大的成功，其艺术与人文魅力不言而喻——一种母与子之间最美的精神交流。《古今医统大全》中说："儿食其乳，所感立应"，说的是孩子在吃母乳的时候，孩子所想要的，妈妈立刻就能感应到。妈妈通过母乳传递给孩子的，不只有物质营养，还有母亲内在的一切，她把灵魂中最本质的一切输送给孩子。这也是任何母乳替代品都不可企及的。

（四）母乳喂养是婴儿用嘴探索世界的方式

国内蒙氏教育的先行者孙瑞雪说，所有的孩子一生下来都是通过嘴来认识世界的，而母乳是他们用嘴认识世界的第一步。奥地利社会哲学家鲁道夫·史坦纳也说，母乳是灵性物质，是大自然的杰作，是人类婴儿受到的初始教育。换言之，我们可以说——教育始于母乳喂养，孩子探索世界始于母乳喂养。

婴儿出生后 6 个月内进行纯母乳喂养，将对婴儿的整个生命周期的健康带来积极影响，可以有效减少其成年后相关疾病的发病率。同时，母乳喂养可以减少家庭在经济上的开支，节省了购买奶粉的费用，减少因婴幼儿生病的医疗开支，这是经济上的节能。倡导和实施母乳喂养，将大大减少奶粉伴生产品（如奶粉包装盒、奶瓶、奶嘴）的消耗，这是环境上的节能减排。

三、配方奶粉的前世今生

关于奶粉的记载，最早可追溯到 13 世纪的《马可·波罗游记》，其中记录了中国元朝的蒙古骑兵曾携带过一种作为军需用品的粉状奶制品，用于行军途中兵士能量的快速补给。直到 1867 年，德国化肥之父 Justus von Liebig，利用牛奶、小麦面粉、麦芽粉等才合成了第一款婴儿配方奶粉，并宣传其"几乎等同于母乳"。同年，瑞士的 Henri Nestle 也用牛奶、面粉按比例混合出一种婴儿奶粉。但是有婴儿因食用了此奶粉导致营养不良或者细菌感染而夭折。配方奶粉发明的初衷是提高那些不能母乳喂养的婴儿的存活率。20 世纪 50～70 年代，奶粉生产商受利益驱使，大肆宣传配方奶粉优于母乳，通过给医院提供免费的或廉价的配方奶粉，广泛推广配方奶粉，导致滥用配方奶粉。

配方奶粉经过了一个多世纪的发展，不管从制作工艺、营养成分、婴儿接受度，都有了大大的改进。配方奶粉原本是为了不能母乳喂养的婴儿得到更好的营养，但是由于误导，大量配方奶粉被使用到那些本可以母乳喂养的婴儿身上。这无形中淡化了母亲用乳汁哺育后代的本能和义务，使母乳喂养对人类发展的促进作用也日渐式微。

然而，对于那些不能母乳喂养的婴儿、早产儿或苯丙酮尿症患儿，专门的配方奶粉为其生长发育提供了巨大的帮助。如何让配方奶粉回归正途，是今天政府和企业都要思考的一个问题。

四、坚持母乳喂养的困难

进入 21 世纪后，女性参与到越来越多的社会工作中，发挥着举足轻重的作用。女性和男性在社会上几乎承担了同样的社会分工，而母乳喂养让女性承担了更多的责任，以致在工作与母乳喂养之间逐渐出现了两难的抉择。加之，目前有些工作场所不能为母乳喂养提供便利条件，包括私密空间及母乳存放空间等。

"90 后"人群逐步成为生育主体，这代人更注重个人生活品质，对哺育下一代的热情和经验都相对匮乏，以致母乳喂养的主动性和技巧性都有欠缺。在不正确观点的影响下，有些家长甚至认为孩子应用配方奶粉人工喂养，可以使自己免于喂养的劳碌和艰辛。同时，奶粉生产商的大规模宣传和推销，冲击着他们母乳喂养的信念。

我们应该意识到，保障母乳喂养不仅仅是母亲和婴幼儿之间的事情，更是一个家庭的事情、一个社会的事业。需要从医疗机构宣传的用心、母亲喂养的信心、家庭支持的决心、工作单位的贴心、社会关注的爱心等全方位进行支持，才能保障母乳喂养得以顺利实施。

每年 5 月 20 日"全国母乳喂养宣传日"前后，在福州市，妈妈们自发在三坊七巷古街举行"哺乳快闪"活动，呼吁人们对母乳喂养的关注与支持。充分说明经过多年的努力，母乳喂养越来越深入人心，受到全社会的重视和认同。

五、母乳喂养，我们能做什么

世界各类公益组织和各国政府都日益重视母乳喂养。政府层面，需要加大宣传力度，营造关注母婴良好的社会氛围，构建良好的社会支持系统，包括加强基础妇幼健康服务能力，增加工作单位及公共场所哺乳室的布点，探索母乳库的建设，加强爱婴医院的监督与管理等。医疗保健机构层面，重点在于传播科学、规范的母乳喂养知识和技能，探索在院内开展母乳喂养床旁宣教，开展个性化指导。家庭层面，要为产妇实施母乳喂养提供一切便利，包括在精神上、人力分工上、物资配备上提供尽可能的支持。母亲个人层面，要加强自身的科学认知，结合自身实际情况，制订适合自己的母乳喂养计划。社会层面，要倡导对母乳喂养投入更多的关注和理解，鼓励创新开发有助于促进母乳喂养的产品，集全社会智慧，为了人类美好的未来共同努力。

第二章　母乳喂养的重要性

一、给婴儿的健康呵护

（1）人类母乳中有 196 种已知营养成分，而配方奶粉中仅有 37 种。

（2）婴幼儿配方奶粉可能受到一些危险物质的污染。例如，各种微生物、玻璃颗粒、三聚氰胺、双酚 A、聚乙烯咔唑、镉或其他重金属等。

（3）纯母乳喂养的婴儿在出生后第一年发生婴儿猝死综合征的风险低于 50%。

（4）母乳喂养可大幅度缩短婴儿肺炎的患病时间，并可降低婴儿患哮喘的概率。

（5）仅在中国，产后 1 小时内即开始母乳喂养，每年可以避免 3 万新生儿死亡。

（6）与纯母乳喂养的婴儿相比，非母乳喂养的婴儿死于肺炎、腹泻和患有严重营养不良的概率增加。

（7）非母乳喂养的婴儿因病入院的可能性是纯母乳喂养的婴儿的 5 倍。

二、给母亲的多重益处

（1）母亲坚持母乳喂养 6~24 个月可以降低乳腺癌的患病率和患卵巢癌、子宫癌的概率。

（2）母亲每天分泌母乳需要消耗的能量高达 500cal，这有效地帮助母亲在产后减轻体重。坚持母乳喂养的母亲在产后平均每月减重 0.44kg。

（3）母乳喂养可以降低母亲患糖尿病的风险。

（4）坚持母乳喂养 12 个月或以上的母亲，患高血压及心血管疾病的可能性大幅度降低。

第三章　泌乳的生理机制

乳腺的发生、发育受神经和内分泌的调节，其主要功能为泌乳。乳房由皮肤、皮下组织、乳腺腺体构成。乳头乳晕复合体位于乳腺的中央，乳头表面无毛发及汗腺，但神经末梢丰富，感觉灵敏。乳汁由乳腺腺体组织中的腺泡分泌，10～100 个腺泡组成一个乳腺小叶，若干个乳腺小叶组成一个腺叶。每侧乳房含有 15～20 个腺叶，各级的乳腺导管收集腺泡分泌的乳汁，逐级向乳头方向汇合，最后经乳头的输乳管开口输出。乳晕区的皮肤含有汗腺、皮脂腺和乳晕腺。乳晕腺是一种介于汗腺和皮脂腺之间的腺体，可以分泌脂类物质（图 3-1）。

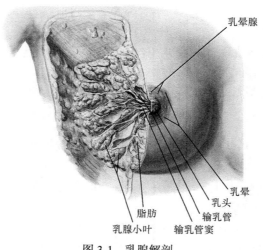

图 3-1　乳腺解剖

一、乳腺的发育阶段

乳腺的发育分为五个阶段，即胚胎期、青春期、妊娠期、泌乳期和退化期。

1. **胚胎期**　乳腺源于外胚层。在胎儿腋窝与腹股沟之间，这些增殖的成对区域延长成一条乳线。在胚胎发育至第 2 个月时，乳线上由多处外胚叶细胞局部增殖变厚形成 6～8 对嵴状的乳腺始基。在胚胎的第 9 周，乳腺始基开始退化，仅保留胸前区的一对乳腺始基继续发育，该处乳腺始基的外胚叶细胞增殖成团形成乳芽。胚胎 3 个月时，乳芽的基底细胞层向下生长陷入中胚叶的结缔组织中，形成乳管。胚胎 6 个月以后乳管继续增殖、分支，形成 15～20 个实性上皮索，深入表皮内。上皮索末端有小团的基底细胞，是乳腺小叶的前身。胎儿出生时已形成成熟的乳腺管道系统，在母亲内分泌的影响下可能会分泌少量乳汁。

2. **青春期**　对于乳腺的发育来说，青春期和妊娠期是两个重要时期。

正常乳腺的发育受到垂体、卵巢、肾上腺皮质所分泌激素的影响。青春期后的乳腺在卵巢激素的刺激下，开始形成腺泡芽，导管系统迅速增长膨胀。垂体可产生促性腺激素直接影响乳房，卵巢开始周期性分泌雌激素和孕激素刺激乳房，形成周期性的增生与复旧的变化。月经周期与乳腺发育的关系密切，可分为经前增生期和经后复原期两个阶段。在经前增生期，因新腺泡形成，乳导管腔扩大、乳管上皮的继续分化和增大及增生，乳管系统膨胀。经后复原期一般为月经开始日至月经后 7～8 天，末端乳管及乳腺小叶的退化复原，此期乳腺组织中的水分被吸收，乳腺趋于小而软。

3. **妊娠期**　妊娠期乳腺发育逐渐加快，在妊娠晚期达到高峰。妊娠期胎盘分泌大量的雌激素刺激乳腺腺管发育，分泌大量孕激素刺激乳腺腺泡发育。同时雌激素、孕激素与其他多种激素配合，参与乳腺发育，做好泌乳准备。妊娠初期，导管系统和腺泡迅速生长发育，导管分支大量增殖，腺泡芽大量形成，乳房开始增大、充血，孕妇常感乳房触痛和刺痛。乳头也变大并有色素沉着，且易于勃起，乳晕着色加深。散在的皮脂腺肥大形成结节状突起被称为蒙氏结节。妊娠中期，腺上皮细胞继续以较快的速度增生，细胞体积进一步增大，分泌性变化增强。腺泡腔逐渐扩大，内有分泌物。此时，乳腺小叶体积更大，乳腺小管也逐渐发育成熟。妊娠晚期，小叶腺泡发育完全，腺泡分泌活动进一步增强，腺泡腔内含有大量分泌物，腺泡也因此而扩张。乳腺小叶进一步增大，此时乳腺体积达到最大，乳腺已做好充分的准备，具备了泌乳的功能，可有少量泌乳。在分娩前由于高浓度的孕激素和雌激素的抑制作用并无大量乳汁分泌。雌激素对乳腺有双重作用，一方面参与乳腺的发育，另一方面又可对乳腺小叶的分泌细胞起抑制作用。

4. 泌乳期 分娩后至大量泌乳一般为 2～4 天，大量的泌乳多在产后 40 小时以后。从分娩到正式泌乳期间，乳腺明显肿胀，并伴有不同程度的胀痛。由于乳房充血影响血液和淋巴回流，可导致淋巴结肿大。严重者腺管阻塞、乳头水肿，可伴有不超过 38℃的低热，为泌乳热。一旦哺乳开始，胀痛即消失。乳汁排出与乳汁分泌的调节机制不同，但哺乳过程是维持乳汁分泌和排出的共同条件。产后大量的乳汁分泌主要由于催乳素的增加、孕激素水平的降低及乳腺组织内孕酮受体消失。催乳素是由垂体产生的一种多肽激素，在睡眠过程中维持较高水平，且夜间分泌较多，是维持泌乳的主要因素。婴儿的吸吮刺激可以使催乳素释放抑制因子分泌减少，催乳素分泌增加，促进母亲泌乳。催乳素的血液浓度随婴儿吸吮频率和强度的增加而升高。缩宫素由垂体后叶分泌，可引起子宫收缩和乳汁喷射。婴儿吸吮动作刺激乳头和乳晕的感觉神经，可通过神经反射增加缩宫素的分泌，从而促进乳汁的排出。通过神经反射排空乳腺又促使乳汁再分泌，保证哺乳得以顺利进行。此外，缩宫素分泌的增加还有助于产后子宫的复原。

5. 退化期 乳腺的退化期起始于腺体内的乳汁淤积。在停止规律性哺乳后，乳头不再受吸吮刺激，腺泡不能排空，残留在乳房中的乳汁可抑制有关的乳成分合成酶，或使相关的激素水平下降，促进乳腺退化，导致泌乳活动完全停止。此时，乳腺结构也发生变化，乳腺腺体经历一个凋亡和重塑的过程，逐渐恢复到妊娠前的状态。退化初期时，乳腺可在哺乳刺激下重新开始泌乳。

二、乳汁的成分与分泌量

（一）乳汁的成分

妊娠晚期即可分泌浓稠且少量的初乳，产后 1～2 天增多。初乳中含有丰富的蛋白质、抗体和初乳小体（即吞噬细胞），这些物质的存在对增强新生儿的抵抗力十分重要。而且初乳有轻泄作用，促进胎便的排出，减轻新生儿黄疸的症状。产后 5～14 天为过渡乳，产后 14 天以后即为成熟乳。哺乳期的乳汁成分会有所变化，详见第二篇第十一章第一节哺乳期的生理特点。

母乳成分在哺喂时也会发生变化。母亲哺乳时，刚开始的乳汁，看起来颜色较清澈，称为前奶，其内含有大量蛋白质、乳糖、维生素、矿物质；后半段的乳汁，脂肪含量较高，是母乳能量的主要来源，称为后奶。

母乳与配方奶粉的区别见表 3-1。

表 3-1　母乳与配方奶粉的区别

区别	母乳	配方奶粉
分类	初乳、过渡乳、成熟乳、晚乳	按婴儿月龄、牛奶或大豆、是否水解、是否营养强化进行分类
使用时机	0~6 个月纯母乳喂养，持续喂养至少 8 个月	不宜母乳喂养或母乳不足时
营养成分	营养比例适宜，含乙型乳糖易消化吸收，但需额外补充维生素 K、维生素 D	营养比例可控，不含乙型乳糖，营养素不易吸收，不含免疫球蛋白与免疫活性细胞，婴儿免疫功能发育缓慢
方便程度	随需随用，温度适宜，无食品安全问题	需临时调配，温度、卫生情况受环境影响

（二）乳汁合成与分泌的调节

乳腺的腺泡上皮细胞分泌乳汁的能力主要受催乳素的调节。乳汁成分的调节除受催乳素的调节外还受皮质醇、胰岛素、甲状腺素和生长激素的调节。母亲的营养和液体的摄入量对乳汁也有很大的影响。

（三）乳汁量

乳汁的分泌与妊娠期乳腺的乳腺小叶发育程度有关，同一个人的两个乳腺分泌量也不一定相同。乳汁分泌量与乳房大小无直接关系。催乳素是维持泌乳的重要因素，但血中催乳素的含量与乳汁量的多少并不直接相关，实际的乳汁量可能是由婴儿的需求来调节的。产后 1 周至产后 2 个月内，泌乳是依靠婴儿吸吮刺激维持的。至产后 3 个月，吸吮刺激的反应逐渐减弱以至消失，此时泌乳是依靠婴儿规律的吸吮与乳房的排空，以及母体充足的睡眠、足够的营养和水分来维持。乳汁的分泌量随婴儿的需求逐渐增加，最高可达每天 1000~3000ml，至产后 6 个月逐渐下降。此外，乳汁分泌与母亲的心理状态也有关系。母亲精神抑郁、紧张可抑制缩宫素分泌，使乳汁分泌减少。反之，母亲对婴儿的抚爱可以刺激缩宫素的分泌，促使乳汁顺利排出（图 3-2）。

机制

1. 吸吮促进催乳素释放，促进乳腺泌乳

2. 吸吮促进缩宫素释放，促进乳汁排出

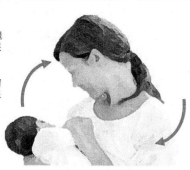

影响因素

1. 规律吸吮

2. 乳房排空

3. 母亲充分睡眠

4. 母亲有足够营养、水分

5. 母亲的心理状态

图 3-2　乳汁的分泌与调节

第二篇

促进母乳喂养成功的技术

第四章 咨询技巧

咨询是指通过某些人头脑中所储备的知识经验和通过对各种信息资料的综合加工而进行的综合性研究开发。咨询产生智力劳动的综合效益，起着为决策者充当顾问、参谋和外脑的作用。

咨询者必须掌握沟通技巧，具有输入和输出信息的能力，能准确地解读他人发出的信息，从而了解他人的观点，并能通过书面、口头及肢体语言的形式，准确无误地向他人表达自己的观点。但是有良好的沟通技能并不代表可以成为一个有效的咨询者，如果缺乏沟通技能将会使咨询者遇到诸多麻烦。咨询技巧不仅可以用于母乳喂养的咨询，还可以运用在医疗护理过程和日常生活中，如与患者的沟通，以及与朋友、亲人、同事的交往，沟通技巧都会起到事半功倍的作用。

一、倾听与了解

每一个前来咨询的母亲都希望咨询者能提供解决问题的办法。作为咨询者，首先要评估前来咨询的母亲目前母乳喂养的状况及存在的问题。但是要让母亲正确描述自身的感受并非易事，特别是比较害羞的母亲，尤其是在对咨询者不熟悉时，母亲往往不能很好地表达自己的感受，让咨询者难以判断她所需要解决的问题。这就需要咨询者运用沟通技巧，使母亲感到咨询者对她的关注、咨询者是可以帮助她的人，促使她和咨询者讲得更多，最终让咨询者了解到更多的信息。

（一）使用非语言沟通方式

非语言性沟通是一种不使用词语，而在沟通中借助动作、手势、眼神、表情等来帮助表达思想、感情、兴趣、观点、目标及用意的方式。有效的非语言交流，能使母亲感受到关注，并愿意向咨询者讲得更多。

1. 平起平坐姿势（图 4-1）　咨询者和母亲一起坐下来，处于同一高度。这样让母亲感觉安全、亲切和咨询者很有耐心。如果咨询者站着而母亲坐着，会让母亲有一种压迫感；如果咨询者坐着而让母亲站着，会让母亲感觉咨询者有藐视自己的意思，这是一种不礼貌的行为；如果两个人都站着，就意味着咨询者没有更多的时间，因为站着谈话对于任何人都是无法维持较长时间的，这样很容易让人感觉咨询者没有耐心解答对方的问题或者说咨询者对对方的问题不予重视。

2. 目光注视对方（图 4-2）　交流过程中应看着对方，让母亲感受到咨询者在关注她、在认真听她讲和尊重她。如果咨询者的眼睛看向别的地方，母亲会觉得咨询者对她所讲的事不感兴趣、咨询者还有别的事情要做、咨询者不想为她解决问题和不尊重她。这样的话，母亲就不愿意继续讲下去，咨询者就很难得到更多的信息。在交流过程中随意接听电话也是不礼貌的行为，因此，应尽可能不要接听电话，如果确实有重要的电话需要接听，应先向母亲表示歉意，并取得她的允许后方可接听。

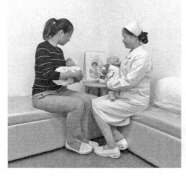
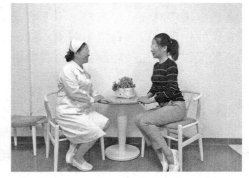

图 4-1　平起平坐　　　　　　　　　图 4-2　目光注视对方

3. 移除障碍物（图 4-3）　如果咨询者与母亲之间隔着桌子或其他物品，会使母亲有距离感，不愿意将心里的感受完全表达出来。将咨询者与母亲之间的障碍物移开，不仅可以拉近咨询者与母亲之间的距离，而且也便于咨询者观察母亲和孩子的状态。

4. 语速适当 咨询者在交流过程中语速不宜过快，应舒缓自然，如"您好，您是怎么喂宝宝的呢？宝宝吃得怎么样？"让母亲觉得咨询者在关心她，这样母亲会将更多的信息告诉咨询者，"宝宝是母乳喂养的，但是宝宝总是哭，好像不愿意吃母乳，每次都是边吃边哭，要吃很长时间，我的乳头被吃得好疼……"。假如咨询者语速太快，或母亲在诉说过程中被咨询者随意打断，或咨询者任意做出判断，都会让母亲认为咨询者不够耐心，没有认真对待她的问题，而使母亲失去对咨询者的信任，也不再愿意向咨询者诉说更多。

5. 适当的肢体接触（图4-4） 适当的肢体接触是一种较好的抚慰方式，会让母亲感觉到咨询者的关心，有助于更好地交流。例如，母亲着急哭泣时，可以轻轻拍拍她的肩，给予安慰；也可以为母亲倒杯水或递一张纸巾等，让母亲感到咨询者能理解她的心情、咨询者很有爱心和耐心，这样母亲就会更加信任咨询者，将更多的信息告诉咨询者。

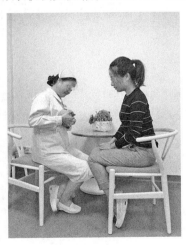

图 4-3 移除障碍物

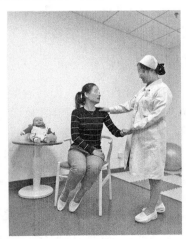

图 4-4 适当的肢体接触

6. 避免看钟或手表 咨询者在咨询过程中频繁看钟或手表，会让母亲认为咨询者不愿意继续帮助她或希望尽快结束与她的交流。因此，咨询过程中应避免看钟或手表。如果咨询者确实有其他急事，应告诉母亲，

"我现在有急的事情需要去做，稍等一会儿，我一定过来帮助您，可以吗？"事情忙完后，咨询者一定要再去找母亲，不能敷衍了事，否则会严重影响母亲对咨询者的信任感。

（二）问开放式问题

开放式问题就是可以自由回答的问题。开放式问题灵活性大、适应性强，适合回答各种类型的问题，它可使咨询者获取意料之外的、有价值的信息内容，比封闭式问题提供更多的信息。开放式问题通常以"如何""什么""为什么"等开始。例如，咨询者问："您是如何喂宝宝的？"母亲："我每天喂好几次母乳，就是不够吃，宝宝的体重增长很少，我还给她吃了些米糊……"这样，咨询者可以了解较多的母亲喂养情况。

封闭式问题是有指向性的问题，回答只能按照既定的方向思考。咨询者常用"他是不是""是吗"等开始，母亲常用"是"和"不是"来回答。例如，咨询者问："你的宝宝吃母乳吗？""他一天吃几次？"而母亲只需答"是"或"不是"。这样咨询者仍然不了解母亲是否纯母乳喂养，还吃了什么，一天母乳喂几次等。

（三）应答与表情表示关注

使用简单的语言，如"嗯""哦""啊"或一些体姿，如点头、微笑等表示咨询者正在倾听并非常关注母亲的倾诉，鼓励她表达自己的想法。例如：

咨询者："您好！您最近喂母乳情况如何？"

母亲："我觉得挺好的。"

咨询者："哦！"

母亲："只是这两天有几次吃完母乳，宝宝吐了。"

咨询者："是吗？"（表示关注）

母亲："不知道是不是我这两天吃了什么，导致宝宝不适应。"

咨询者："哦！"（点头回应）

看似简单的语言或动作，能拉近咨询者与母亲间的距离，能让母亲愿意将更多的信息和感受与咨询者分享，为准确评估提供帮助。

（四）复述母亲的话

咨询者重复母亲问话内容，可以原文复述，也可以是简略的概括，语气要有所不同，主要是表示听到的与母亲讲的意思一致。例如：

母亲："我没有母乳喂我的宝宝，怎么办？"

咨询者："哦，您觉得您没有母乳是吗？"

母亲："是啊，我婆婆说我没有母乳，宝宝总是哭，就给宝宝喂配方奶粉了。"

咨询者："是吗？您是如何喂您的宝宝的呢？"

……

通过复述，咨询者对母亲的语言有反应，使母亲感受到了咨询者对她的关心，这样可以引导母亲将更多的相关信息讲出来。

（五）理解母亲的感受（有同理心）

同理心是母乳喂养咨询者必备的素质，同理心要通过一些语言表达，让母亲感受到咨询者的关心，表明咨询者理解母亲的感受，也称同感。例如，母亲说"我每天晚上要起来喂母乳好几次，我太累了"，您可以说"哦！您觉得很累是吗？"说明咨询者体会到母亲的感受。这样会很快地消除咨询者和母亲间的距离感，使母亲愿意与咨询者分享她母乳喂养的感受及更多的信息，对咨询者提出的建议也更容易接受。如果咨询者回应的是"您一个晚上要起来几次？"或"带宝宝都是很累的"，母亲会觉得咨询者没有领会她的意思或者咨询者并不体谅她。同时，母亲会对咨询者产生距离感，并认为咨询者没有同情心，从而不愿意与咨询者有更深入的交谈，最终影响咨询者获取信息。例如：

咨询者："您好！宝宝怎么样？"

母亲："宝宝总是不吃母乳，她是不是生病了？"

咨询者：还有什么其他不舒服吗？"

母亲："不知道，好像没有。"

这样咨询者根本无法获取更多的有关孩子不吃母乳以外的信息。如果换一种方法。

咨询者："您好！宝宝最近怎么样？"

母亲："这几天宝宝总是不吃母乳，她是不是生病了？"

咨询者："哦！宝宝生病了妈妈是最着急的，宝宝还有其他什么情况吗？"

母亲："宝宝睡不好，夜里总是醒来，吃几口母乳又不吃了。"

……

咨询者让母亲觉得她们有同感，使母亲更放松地继续与咨询者交谈。

（六）避免使用判断性语言

判断性语言包括"对""错""足够了""不可以"等。当母亲的一些做法不符合常理或不符合科学喂养方式时，咨询者应避免使用判断性语言。如果咨询者使用了判断性语言，会使母亲认为自己的行为有问题或是错误的，继而产生负罪感；假如她的行为并没有产生严重的后果，就会对咨询者产生不信任感，认为咨询者是吓唬她，并对咨询者之后给的建议产生怀疑。不过，在母亲的做法正确的时候，咨询者可以用"您做得很好""很好"等，来增强母亲的自信。例如：

咨询者："您好！宝宝最近母乳吃得正常吗？"

母亲："应该是正常吧。"

咨询者："您的母乳还够吧？"

母亲："嗯，不知道，也许不够吧。"

这位母亲被咨询者一问，明显没了自信心，回答也是模棱两可。如果换一种问法：

咨询者："您好！宝宝最近母乳喂得怎样？"

母亲："挺好的，我一直都给他喂母乳。"

咨询者："宝宝体重增长如何？"

母亲："这个月长了快2斤，我很高兴。"

咨询者："这说明您的母乳是足够的。"

这样既可以得到更多的信息，又增强了母亲继续母乳喂养的信心。

二、树立信心和提供支持

母亲对母乳喂养的信心是母乳喂养成功的关键，因此，给予有效帮助的同时，必须先帮助她树立母乳喂养的信心。母亲在母乳喂养过程中遇到困难时，容易对自己的能力产生怀疑，当有其他因素影响时极易丧失母乳喂养的信心，使她觉得自己很无能，认为孩子的喂养出现问题、自己的母乳有问题、母乳分泌量不足，出现母乳喂养失败。当母亲对母乳喂养缺乏信心时，咨询者不是直接告诉她应该怎么做，而是根据每位母亲和婴儿的具体情况，采用一些技巧，帮助母亲建立信心。

（一）接受母亲的想法和感受

批评或反对母亲的做法会让母亲觉得自己做错了，影响母亲的自信心，甚至有负罪感。但是一味地认同，又会让母亲怀疑咨询者的能力，降低对咨询者的信任度。接受母亲的想法是指不反对也不赞同，这样既可以让母亲觉得咨询者关注到她的问题，又不会影响母亲的自信心。例如，同样一个问题，不同的回答，有不同的效果。

母亲："这几天，我给宝宝喝了些水，天气有些热。"

咨询者："不可以给宝宝喝水，纯母乳喂养的宝宝不需要喝水。"

这样会让母亲感觉自己做错了，有负罪感。

母亲："这几天，我给宝宝喝了些水，天气有些热。"

咨询者："哦！天气热，可以给宝宝喝点水。"

这样会将错误的不科学的做法告诉了母亲，也会让母亲觉得之前没有给孩子喝水是错误的而内疚。

母亲："这几天，我给宝宝喝了些水，天气有些热。"

咨询者："您认为天气热，要给宝宝喝水，是吗？"

这样不批评也不认同，只是接受母亲的想法，之后给予正确的建议就会顺理成章。

（二）认同和表扬母亲正确的做法

咨询者要及时发现母亲正确的做法，并给予认同和表扬。这样咨询者可以鼓励母亲继续这种正确的做法，并且能够帮助母亲建立母乳喂养的信心和接受咨询者给予的建议。因此，在咨询过程中，咨询者应努力发现母亲的优点，及时给予表扬。例如：

母亲："宝宝2个月了，最近我的母乳不够，我就给宝宝加了米糊，宝宝几天不拉大便，怎么办？"

咨询者："哎呀，这么小的宝宝怎么可以给她吃米糊？她不会消化的。"

这样，母亲会觉得自己做错了，影响了孩子的生长发育，因为自己这样做才导致孩子几天不拉大便。

换一种讲法：

母亲："宝宝2个月了，最近我的母乳不够，我就给宝宝加了米糊，宝宝几天不拉大便，怎么办？"

咨询者："您坚持母乳喂养是非常好的，母乳是婴儿最好的食品，母乳是越吃越多的。但是……"

这样更能让母亲接受你的说法。

（三）使用通俗易懂的语言

咨询者给母亲讲解时应使用通俗易懂的语言，避免使用医学术语。医学术语对于大部分母亲来说是听不懂的，会影响她对咨询者给予的指导的执行度。

（四）给予相关的信息，提供实际的帮助

咨询者给予母亲有实际帮助的信息，解决当前母亲的实际问题是最关键的。例如，1个月大婴儿的母亲认为自己的母乳不够。咨询者建议增加婴儿吃母乳的次数，夜间也要吃母乳，乳汁会越吸越多。又如，母亲乳胀，家人却让婴儿夜间与母亲分开睡。咨询者建议母亲夜间与婴儿一起睡，随时吸母乳。

（五）给予建议而不是命令

咨询者给母亲的只是建议而不是命令。建议可以采用不同的方法，让母亲自己选择。例如，婴儿夜间与母亲分开睡，母亲自觉母乳不够。咨询者给予建议"如果您夜间也能和婴儿睡在一起，可能会更方便母乳喂养。如果您能增加喂母乳的次数，也许乳汁会更多，因为，乳汁是越吸越多的"。

第五章　妊娠期指导

一、妊娠期乳房变化

妊娠期乳房受高水平的雌激素、孕激素影响使乳腺迅速生长、发育，其重量和血流量增加，乳房增大、充血、浅表静脉明显可见，孕妇自觉乳房肿胀。乳头增大变黑，易勃起，乳晕着色，乳晕上皮脂腺肥大、突起，形成散在的小结节（蒙氏结节）。在催乳素、催产素、胰岛素、糖皮质激素、甲状腺素等的参与下，乳房发育完善。妊娠中期，腺体生长成小叶簇，分泌少量物质，在血液和尿液中可检测到乳糖，这个过程被称为"乳汁生产第一阶段"。在妊娠晚期挤压乳晕可见少许淡黄色稀薄液体溢出。直到分娩前，随着体内孕激素的升高，腺体数量会一直增加。

二、妊娠期乳房护理

整个妊娠期内，乳房会不断增长，大小会变成原来的 2～3 倍。乳房也会因此感到肿胀或疼痛，但这种疼痛的感觉会慢慢消失，如果疼痛较重可以用热敷和按摩的方式来缓解。妊娠晚期挤压乳房能产生稀薄的初乳，这些乳汁可在乳头上结痂，这时要注意乳头的清洁。在妊娠期间，如果发现乳房有急性红肿热痛、血丝性乳汁分泌、乳头皲裂及皮肤溃疡等症状，应该立即就医确诊。妊娠期间的乳房疾病不可轻视。

（一）乳房清洁

妊娠中期要注意乳房的清洁，预防感染。每天用温水擦洗乳房，如果乳头结痂难以除掉，可以先涂抹一些植物油，待结痂软化后再用温水清洗干净。如果感觉乳房肿胀，可以轻轻按摩乳房，但要避免刺激过度引起宫缩。注意：慎用香皂等碱性较强的物品清洗乳房。

由于妊娠期乳房上皮脂腺的分泌增加，乳晕上的汗腺也随之肥大，乳头变得柔软，而汗腺与皮脂腺分泌物的增加也使皮肤表面酸化，导致角质层被软化。使用香皂清洗，容易破坏乳头上的角质层，因此，保持乳房局部的卫生，最好选择温水清洗。

（二）内衣的选择

妊娠期乳房会从下半部往外扩张增大，这就需要孕妇文胸与普通文胸的罩杯比例不同。合适的文胸能给乳房提供可靠的支撑和扶托，保证乳房的血液循环通畅；这样对促进乳汁分泌和提高乳房的抗病能力都有好处，还能保护乳头免受擦伤。文胸过紧会影响乳腺的增生和发育，因此最好选择专门的孕妇文胸，并随着不同阶段的变化随时更换调整文胸大小，以乳房没有压迫感为宜。面料以透气性较好的纯棉质地为最佳选择；有些化学纤维质地的文胸在吸湿性、伸缩性和不变形上有突出优点，也值得考虑，但要避免选择不透气或不吸水的化学纤维质地的文胸。孕妇代谢旺盛，平时要勤洗内衣，保持干净整洁；晚上睡觉时要脱掉文胸，放松一下乳房；夏季时可以更换更为轻薄透气的薄棉文胸。

三、妊娠期营养

在整个妊娠期，孕妇既要摄入满足胎儿生长发育需要的营养物质，还要摄入满足自身新陈代谢需要的营养物质，包括乳房生长、发育所需营养。孕妇营养不良会造成胎儿宫内发育不良，还会影响乳汁的分泌。在整个妊娠晚期和哺乳期都需要足够的营养，多吃含丰富蛋白质、维生素和矿物质类的食物，为产后泌乳做好营养准备。一般来说，妊娠期饮食注意营养均衡，不要吃太多油腻的食物，适当增加蔬菜、水果，保证胎儿的正常发育。维生素和叶酸不仅对母亲和胎儿有很多好处，而且对产后母乳喂养有一定的帮助。

四、妊娠期心理准备与知识储备

妊娠期应做好充分的心理准备，母乳喂养是一个自然的过程，初期可能会出现一些困难，特别是初产妇，可能需要医务人员或家人的帮助。孕妇和家人都需要为此做好准备，要有坚持下去的信心，并且家人要给孕妇足够的关心和支持。孕妇和家人应积极参加医院孕妇学校举办的知识讲座，一起学习母乳喂养的知识与技能，共同了解母乳喂养的体位、抱孩子的姿势、正确的婴儿含接姿势、如何判断孩子是否吃饱了、遇到母乳喂养困难时如何处理、如何寻求帮助等，为产后母乳喂养做好准备。

第六章　分娩期指导

经历分娩之后，家属通常认为应该让产妇好好休息，恢复体力后再进行哺乳。但是，世界卫生组织颁布的《新生儿早期基本保健指南》（EENC）指出：出生后立即进行母婴皮肤接触至少90分钟。母婴皮肤接触，不仅使母亲在经过较长时间的待产、分娩后心理上得到安慰，也使新生儿在皮肤接触时，很快安静和得到满足，此项措施不仅促进母婴情感上的紧密联系，也使新生儿的吸吮能力尽早形成。我国2018版《母乳喂养促进策略指南》指出，新生儿娩出后（<30分钟）宜尽早吸吮。世界卫生组织专家指出：出生后的10～30分钟新生儿吸吮反射能力最强，故此时建立吸吮反射、泌乳反射最好，有利于新生儿出生后早期建立母乳喂养。健康的新生儿应该在分娩后立即进行并持续直接皮肤接触，直至第一次哺乳完成。综上所述，"三早"（早接触、早吸吮、早开奶）是指产妇分娩后即刻让新生儿裸体置于母亲胸腹前，保持皮肤接触≥90分钟，促使新生儿吸吮母亲的乳头，完成首次母乳喂养。

一、产后母婴即刻皮肤接触及实施"三早"的好处

（一）早接触的好处

母婴皮肤接触可以在产妇分娩后短时间内提高母亲与新生儿的生理稳定性，提高新生儿的安全感，促进新生儿的脑部发育，让其生命体征更平稳。对于新生儿来说，子宫外面是一个寒冷的世界，产后立即皮肤接触，可以维持新生儿的体温，调整其呼吸，稳定其心率，帮助维持血糖和增加体重。

（1）母婴皮肤接触，使母亲体内的激素积极分泌，促进乳汁分泌，能大大增加母乳喂养的成功率。研究显示，越早越频繁做皮肤接触，新生儿越有可能实现成功的母乳喂养，皮肤接触启动了亲子哺乳关系。

（2）皮肤接触的新生儿哭闹更少，更安静平和，皮肤接触也能为新生儿带来更多深睡眠，这会让新手父母获得更多休息的时间。

（3）皮肤接触的母亲情绪会更平静，对新生儿的需求更敏感，更有能力照顾好新生儿。

（4）皮肤接触更利于引导新生儿吃奶和正确含接乳头及乳晕，引导新生儿出现一系列自发性寻乳的行为。研究发现，相较于其他新生儿，产后和母亲皮肤接触超过 50 分钟的新生儿自己开始吃奶的概率明显高于产后未与母亲皮肤接触的新生儿。

（5）帮助新生儿和母亲产生依附关系。亲密、稳固的依附关系是婴幼儿心理健康的基础。帮助新生儿在出生后即刻接触到母亲身上有益的菌落，使母亲身体正常菌群的微生物在新生儿的消化道内定植，这可大大降低新生儿感染的发病率，增强新生儿的免疫功能。

（6）皮肤接触 1 小时能更有效地提高产后首次母乳喂养的成功率，提高产后 6 周、4 个月及 6 个月的纯母乳喂养率。

（7）皮肤接触会帮助母亲在新生儿护理方面获得信心，更有效应对未知的压力和出院后的生活。

（二）早吸吮、早开奶的好处

（1）世界卫生组织和联合国儿童基金会认为，早吸吮能够强化新生儿的吸吮能力，而通过早吸吮刺激乳头神经末梢将信号传入垂体，刺激垂体分泌催乳素，从而发动并维持乳腺泌乳。催乳素作用于成熟的乳腺小叶，使腺体向腺泡腔内分泌乳汁，提早充盈乳房。新生儿吸吮得越多，产生并排出的乳汁越多，从而保证新生儿能吃到足够的母乳。同时，垂体分泌的催产素有利于产妇分娩后即刻开始促进子宫收缩，减少产后出血。

（2）早开奶可让新生儿第一时间得到初乳，尽早得到第一次免疫。乳腺初次生成的乳汁称为初乳，是一种淡黄或清澈的糖浆样液体。初乳富含蛋白质和抗体，可以保护新生儿，避免感染，还能帮助新生儿尽早排出胎粪、清洁肠道。新生儿吸吮到营养和免疫价值最高的初乳，可以增强新生儿抗病能力。

（3）"三早"不仅给予新生儿乳汁，也给予新生儿更多的温暖、爱及安全感，开启了第一次亲子情感交流。

二、产后如何实施"三早"

（一）阴道分娩后

（1）维持产房温度在 26～28℃，湿度在 55%～65%。

（2）在皮肤接触前，评估母亲的精神状态、生命体征、疲乏程度。

（3）用柔软干净的棉布擦干新生儿的身体，将新生儿俯卧于母亲胸腹前，直接裸体皮肤接触，新生儿头偏向一侧，保持呼吸道通畅，在新生儿的背部盖上一条预热过的毯子或者将新生儿像小袋鼠一样兜在母亲怀中，头戴一顶帽子，让新生儿安全地依偎在母亲怀里。

（4）根据母亲的舒适度抬高床头取半卧位，用双手托住新生儿臀部或用一只手托住新生儿臀部，另一只手轻抚其背部，保证安全，并让母亲和新生儿有眼神的交流。

（5）新生儿很享受地、静静地趴在母亲怀里，一会儿伸舌、舔唇、舔手、吸吮、动嘴巴，表达着觅食、吸奶的欲望。

（6）新生儿的嗅觉非常敏感，母亲乳房散发的气味促使他朝着乳头的方向挪动。母亲不用担心新生儿是否可以挪动他的身体，因为新生儿的肩膀、臀部及颈部肌肉已经有足够的力量帮助他挪动。

（7）新生儿挪动到乳头附近后，会抬起头，张大嘴巴含接乳头，就这样新生儿完成了他人生中第一次的寻乳过程。

（二）剖宫产后

（1）新生儿断脐后，助产士将新生儿放在母亲怀里，让新生儿与母亲进行皮肤接触。母亲返回病房后需进行监护，待生命体征平稳后即可哺乳。哺乳时母亲取半侧卧位，用枕头支撑背部与胳膊，避免新生儿压迫到母亲的腹部伤口。

（2）剖宫产母亲的母乳与自然分娩母亲的母乳是一样多的。哺乳能帮助母亲子宫恢复，加速伤口愈合，减少止痛药的使用。

三、实施"三早"的注意事项

（1）在母婴皮肤接触过程中，加强监控，保证母婴安全。

（2）助产士与家属陪伴在母亲身边，保证新生儿的头部偏向一侧，密切观察新生儿的皮肤颜色、呼吸频率、是否有呼吸困难的表现，预防新生儿窒息、坠床等意外发生。

（3）皮肤接触的过程中如果抱走新生儿，这个过程会被打断，因此建议所有的操作都应该在完成第一次乳房哺喂之后执行。

（4）如果母亲不宜与新生儿直接皮肤接触，可尝试由父亲代替。

新生儿早接触、早吸吮的流程见图6-1。

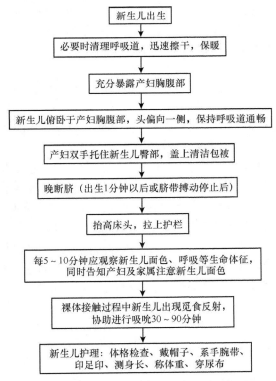

图 6-1　新生儿早接触、早吸吮的流程图

第七章 产后母乳喂养指导

第一节 母乳喂养的体位

　　母亲的哺乳体位多采取坐位和卧位，但无论采取何种体位，都要保证母婴舒适。母亲采取坐位哺乳时椅子的高度要合适，在椅背上放一软枕，母亲背靠在软枕上。如果椅子太高，可在母亲脚下放一矮凳，或在膝盖上放一软枕，注意避免使母亲的膝盖抬得过高，否则会将婴儿抬得过高，而使婴儿的鼻子不能对着母亲的乳头。

一、哺乳时抱婴儿的 4 个要点

　　（1）婴儿的头和身体成一条直线。如果婴儿的头和颈是扭曲的或者歪的，就不能轻松地吸吮和吞咽。

　　（2）婴儿的脸贴近乳房，鼻子对着乳头。母亲容易将婴儿抱得过高，使婴儿的嘴对着母亲的腋下，则婴儿不能正确含接乳房。只有婴儿的鼻子对着乳头，母亲才能很容易将乳头放在婴儿的嘴里。

　　（3）婴儿的身体贴近母亲。婴儿的整个身体应面对着母亲的身体，只要稍离开一点以使他刚好能看见母亲的脸，这是婴儿哺乳的最好姿势。将婴儿抱紧，含接姿势才能正确，婴儿才能含住大部分乳晕。

　　（4）婴儿头和颈需得到支撑，以确保新生儿的安全，这对新生儿很重要。对于稍大的婴儿，托其上半身即可。

二、哺乳体位

　　常用的哺乳体位有摇篮式、环抱式（橄榄球式）、交叉式、侧卧式和半卧位式。

（一）摇篮式

　　母亲将婴儿的头部枕在自己的前臂上，用手托住婴儿的背部和臀部。此体位是常用的哺乳姿势，大多数母亲都喜欢（图7-1）。

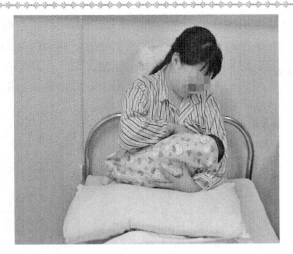

图 7-1 摇篮式

（二）环抱式（橄榄球式）

母亲将婴儿放在胳膊下，用枕头托住其身体，并将其头部枕在自己的手上。此体位适用于双胎、含接困难的婴儿、治疗乳腺管阻塞或喜欢这种体位的母亲（图 7-2）。

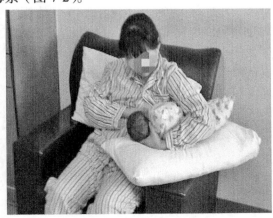

图 7-2 环抱式

（三）交叉式

母亲若用左侧乳房哺乳，则用右臂抱住婴儿，并用右前臂托住婴儿的身体，使婴儿的头枕在右手上。此时，母亲可用枕头帮助托着婴儿的身体，也可用左手托起左侧乳房，但不能将婴儿的头部推向左侧乳房。同理，母亲若用右侧乳房哺乳，则用左臂抱住婴儿，并用左前臂托住婴儿的身体，使婴儿的头枕在左手上。此体位适用于非常小的婴儿、病儿或伤残儿以及喜欢这种体位的母亲（图7-3）。

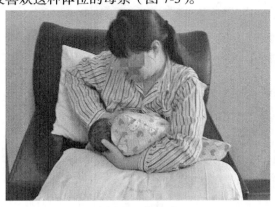

图 7-3　交叉式

（四）侧卧式

母亲采取舒适放松的侧卧位，头部枕在枕头的边缘，手臂放在上方的枕头旁。婴儿也要侧卧位，婴儿的头部不能枕在母亲的手臂上。母亲不要用手按住婴儿的头部，要让婴儿的头能够自由活动，避免乳房堵住婴儿的鼻子，引起呼吸不畅。此体位适用于剖宫产术后或正常分娩后第1天的母亲（图7-4）。

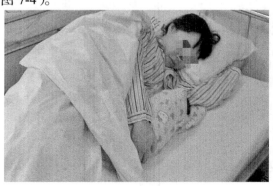

图 7-4　侧卧式

不论以上何种体位，哺乳时抱婴儿的 4 个要点均适用。

（五）半卧位式

母亲半卧位，婴儿趴在母亲的胸腹部，婴儿与母亲裸体接触。此体位适用于任何情况下的哺乳，尤其是含接困难或低体温的婴儿（图 7-5）。

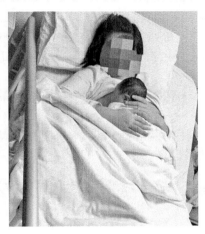

图 7-5　半卧位式

半卧位式哺乳的优点：

1. 早开奶　刚出生的新生儿力量小，含乳还在摸索阶段。半卧位式哺乳利用重力作用，帮助新生儿含乳更深，有效吸吮。母亲如有轻微的乳头内陷，也可尝试这种方法，但在哺乳前，轻轻牵拉乳头，适当刺激乳头。

2. 减轻母亲乳胀　不同的人乳胀的位置可能不同，新生儿就是"吸乳器"，最好的方法是让新生儿的下嘴唇对着乳胀的方向，多次正确吸吮，帮助乳汁排出。

3. 缓解母亲疲劳　采用半卧位式哺乳姿势时，用枕头和被子支撑住母亲的身体，这样不会造成母亲产后腰部、肩部和颈部疲劳。母亲还可以在新生儿吃奶时睡觉，但要有家人看护婴儿，防止婴儿坠床。

4. 减少新生儿哭闹　新生儿来到陌生的世界，需要适应周围的环境。母亲身上有熟悉的味道、温暖的体温、随时可吸吮的乳汁，还有母亲手臂的包裹，这些都可以让新生儿获得安全感。

三、常见问题

（1）座位太低：使母亲膝部抬得太高，婴儿位置也较高，含接不到乳头及乳晕。

（2）座位太高：母亲不易将婴儿抱在与乳房平行的位置，使得身体不得不前倾，既紧张又不舒服。

（3）座位太靠前：母亲背部没有支撑，容易疲劳，且不舒适。

（4）母亲侧卧时，胸部向前移位不够，造成婴儿无法贴近母亲，含接乳头及乳晕困难。

（5）婴儿的身体未转向母亲，头和身体未成一条直线，吃奶时颈部歪着。

（6）母亲的手只托住婴儿的头部，未将婴儿的臀部托住，易使婴儿滑落，含接不到乳头及乳晕。

第二节　托乳房的方法

一、常用方法

哺乳时，母亲一般采用"C"形托乳房的方法（图 7-6）。即拇指放在乳房上方，示指支撑着乳房基底部，其他三指靠在乳房下的胸壁上，并用拇指和示指两个手指轻压，改善乳房形态，使婴儿容易含接。若母亲的乳房大且下垂，哺乳时母亲用手托住乳房可帮助乳汁流出。若母亲的乳房小而高，哺乳时不需要母亲用手托住乳房。注意不要将婴儿的头部推向乳房，托乳房的手不要太靠近乳头处，避免婴儿只含住乳头而无法含到乳晕，造成吸吮无效。

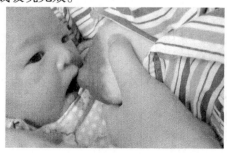

图 7-6　"C"形托乳房

二、常 见 问 题

（1）手指靠乳晕太近。影响婴儿含接乳头及乳晕。

（2）使用剪刀式方法托起乳房会使婴儿不能很好地含接乳头、乳晕和有效地吸吮，还会阻断乳汁的流出，故不推荐使用。剪刀式托乳房的方法通常是用拇指和示指夹紧乳头或乳晕。

（3）母亲用手指将乳房组织向后压，虽然可以防止乳房堵住婴儿鼻子，但是容易挤压乳腺导管。

（4）母亲将婴儿的头推向乳房。哺乳时若母亲用力将婴儿推向乳房，易引起婴儿的反抗，继而导致婴儿拒绝母乳喂养。正确的方法是母亲一只手托着乳房，另一只手托住婴儿的头，并将婴儿抱向乳房。

第三节　含 接 姿 势

一、正确的含接姿势及常见问题

（一）正确的含接姿势

母亲用"C"形的方法托起乳房，用乳头刺激婴儿的口周围，使婴儿建立觅食反射，当婴儿的口张到足够大时，将乳头及大部分乳晕含在新生儿嘴中。

（1）婴儿的嘴张大。婴儿下颌贴在乳房上，将乳头及大部分乳晕含在嘴中。

（2）婴儿的下唇外翻。

（3）婴儿的舌头呈勺状，环绕乳晕。

（4）婴儿的面颊鼓起，呈圆形。吸吮时面颊如果内陷，这表示婴儿只含住乳头而没有含接到乳晕。

（5）婴儿口腔上方含接的乳晕比下方含接的乳晕多。

（6）婴儿慢而深的吸吮，是其吃到母乳的重要征象，也表明含接姿势正确，吸吮有效。通常婴儿先快吸几口，以启动喷乳反射，当乳汁流出并充满婴儿口腔时，即可听到慢而深的吸吮，然后停顿一会儿，再开始几次较快的吸吮。

（7）能看到或听到婴儿吞咽。如果婴儿吸吮时伴有"咂咂"声，这说明含接姿势不正确，吸吮无效（图7-7）。

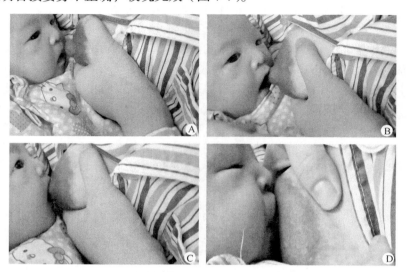

图 7-7　含接姿势（A、B、C、D 为顺序）

（二）常见问题

（1）婴儿只含接乳头，未将大部分乳晕含在口中。
（2）婴儿嘴未张大，下唇向内翻。
（3）婴儿下颌未接触到母亲的乳房，鼻子被乳房组织堵塞。
（4）婴儿吸吮时面颊内陷，不鼓起。
（5）婴儿吸吮时一直快而浅。
（6）婴儿吸吮时伴有"咂咂"声。
（7）婴儿由于含接姿势不正确，得不到足够的乳汁易哭闹。

二、含接姿势不正确对母乳喂养的影响

（一）可能会造成母亲乳头疼痛及受伤

如果婴儿以不正确的姿势含接乳房，即直接吸吮乳头，母亲一定会感到十分疼痛。不正确的含接姿势是造成乳头疼痛的主要原因。当婴儿用力地吸吮时，母亲的乳头被吸进吐出，这样会造成乳头上的皮肤与婴儿口腔不断发生摩擦，从而使母亲的乳头破裂，甚至出血。

（二）造成无效吸吮

婴儿的含接姿势若不正确，就无法有效地从乳房中吸出母乳，这样会造成以下后果：

（1）乳房会逐渐肿胀。

（2）乳汁流量小，使婴儿不能感到满足。

（3）婴儿常常会啼哭，而且很快就肚子饿了，或者每次哺乳需要很长时间。

（4）婴儿可能会得不到足够的营养，体重增加缓慢。

（5）婴儿可能会有挫折感，甚至拒绝进食。

（6）因为乳房持续没有排空，泌乳量会逐渐减少。

不正确的含接方式，会让我们误以为母亲无法提供充足的乳汁，会给婴儿一些添加物，这种情况如果不加以改善，乳汁的分泌就会越来越少，最终导致母乳喂养失败。

注意：如果婴儿的含接方法不正确，无法得到足够的乳汁。在此情况下，改善含接姿势是唯一的解决办法，增加吸吮的次数是无法增加乳汁供应的。

三、造成含接姿势不正确的常见原因

（一）曾经使用过奶瓶喂养或安慰奶嘴

在婴儿未建立母乳喂养的习惯前，如果使用过奶瓶喂养或安慰奶嘴，则会造成含接困难。也有些新生儿在出生数周后才使用奶瓶喂养或安慰奶嘴，但也会发生含接困难。吸吮乳房与吸吮奶嘴是两个截然不同的动作。婴儿如果曾经使用过奶瓶喂养或安慰奶嘴，在吸吮乳房时会只吸乳头（不能含住乳头及部分乳晕）。因为婴儿无法分辨吸吮乳头与吸吮奶嘴的差异。这种现象称为吸吮混淆或乳头混淆（乳头错觉）。因此，使用奶瓶喂养或安慰奶嘴，会造成婴儿的含接姿势和吸吮动作不正确，影响母乳喂养。

（二）母亲没有经验

没有母乳喂养经验的母亲需要花一些时间进行练习，才能使婴儿正确地含乳。由于每个婴儿的情况都不尽相同，所以有时候即便是有经验的母亲也会遇到困难。

（三）功能性障碍

（1）婴儿很小或很虚弱。

（2）母亲的乳头及乳晕下的组织伸展性差。

（3）母亲的乳房肿胀。

注意：在上述情况下，只要给予适当的、有技巧的帮助，是可以继续母乳喂养的。

（四）缺乏协助

母亲缺乏有技巧的协助与支持，也是造成婴儿含接姿势不正确的原因。

第八章 挤奶、存奶指导

第一节 挤奶的方法

一、挤奶的适应证

（1）促进产后泌乳。

（2）乳汁不足时增加泌乳量。

（3）母婴分离或无法直接哺乳时刺激和维持泌乳。

（4）预防或缓解乳房肿胀。

（5）母亲使用禁止哺乳的药物时。

（6）新生儿吸吮能力弱甚至没有吸吮能力时，母亲需要维持或增加乳汁分泌。

（7）母亲选择吸乳瓶喂或计划给母乳库捐奶。

二、建立喷乳反射

母亲在挤奶前建立喷乳反射，可减少挤奶的困难。建立喷乳反射的方法：

1. 建立信心，尽量减少疼痛和焦虑 建议母亲单独一个人或有一位支持她的亲人、朋友陪伴，安静地坐好，可抱着婴儿，尽可能与婴儿进行皮肤接触。母亲挤奶时可把婴儿放在身边或看着婴儿的照片，这样对挤奶也有帮助。

2. 适量喝一些温热的饮料 如牛奶、汤类，不要喝咖啡和浓茶。

3. 热敷及按摩乳房 可以用热水袋、热毛巾敷乳房，或用热水淋浴，来刺激乳头和按摩乳房。也可以用手指轻轻拉动或揉搓乳头，并轻揉按摩或拍打乳房。还可以用指尖从乳房上方向乳头轻轻叩打或用梳子梳理。

4. 按摩后背 母亲取坐位，向前弯曲，双臂交叉放在桌边，并将头部枕于手臂上。脱去上衣，使乳房松弛下垂。医务人员或亲属在其脊柱两侧向下按摩，方法为在双手握拳的同时伸出拇指，用双手拇指用力点压、按摩、移动并做小圆周运动，持续按摩 2～3 分钟。

三、挤奶的频率和时间

母婴分离的母亲应该在婴儿出生后 6 小时之内开始挤奶，每天至少 8 次，每 2～3 小时挤一次奶，特别要加强夜间挤奶。

手法挤奶时，一侧乳房挤 3～5 分钟换另一侧，反复进行，每次挤奶持续 20～30 分钟。用吸乳器吸乳时，可以选择单侧或者双侧吸乳，每侧 15 分钟。双侧吸乳能够缩短吸乳时间，提高血清催乳素水平，有助于建立和保持乳汁分泌。

四、手法挤奶的方法及注意事项

（一）方法

（1）首先要洗净双手。

（2）可采取坐位或站位，以感到舒适为宜。

（3）刺激喷乳反射。

（4）将清洁广口的容器靠近乳房，拇指及示指放在距乳头根部 2cm 处，两指相对，其他手指托住乳房。

（5）用拇指及示指向胸壁方向轻轻压挤，反复一压一放。依各个方向按照同样方法压乳晕，要做到使乳房内每一个乳窦的乳汁都被挤出。注意必须压在乳晕下方的乳窦上。

（6）一侧乳房挤 3～5 分钟，待乳汁少了，再挤另一侧乳房，如此反复数次。两侧乳房挤奶时间应以 20～30 分钟为宜（图 8-1）。

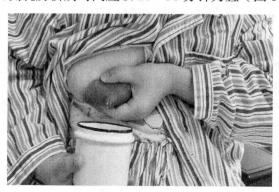

图 8-1　手法挤奶

（二）注意事项

（1）挤奶时，不要挤压乳头，因为挤压乳头不会出奶。

（2）不可压得太深，否则将引起乳腺导管阻塞。

（3）操作时不应引起疼痛。

（4）挤压时手指不可在乳房上滑动。

第二节 吸乳器吸乳

一、吸乳器的选择

（一）手动吸乳器

手动吸乳器体积较小，携带方便。由储奶瓶、吸乳护罩及产生负压的手柄或抽气筒等结构组成。可用单手或双手自由调节吸乳频率和力度。

（二）电动吸乳器

电动吸乳器需要电源但很省力，通过旋转按钮调节吸乳频率和力度，若母婴分离时间长，最好选用电动吸乳器。可分为单侧吸乳器和双侧吸乳器。

（三）橡皮球式吸乳器

一般不建议使用橡皮球式吸乳器。

二、吸乳器吸乳的方法及注意事项

（一）方法

（1）吸乳前洗净双手和清洁吸乳配件、奶瓶。

（2）先刺激引发喷乳反射。

（3）使用合适尺寸的吸乳护罩，将吸乳护罩罩在乳房上，乳头在护罩中央。

（4）选择最大的舒适的压力。

（5）吸乳后检查乳房，如果乳头有皲裂或肿块，需观察与治疗。

（6）每次吸乳后注意记录吸乳时间、吸乳量，以帮助了解泌乳情况。

（7）吸出乳汁标记姓名、时间和乳量。根据需要及时哺喂或冷藏保存。

（8）双侧吸乳器吸乳后，检查两侧乳房是否还有硬块。如果还有硬块，需将该侧乳房吸空。

（9）母婴分离时， 24 小时至少吸乳 8 次。

（二）注意事项

（1）使用吸乳器时，母亲应该用手掌托住乳房和吸乳护罩，保持密封，注意避免用吸乳护罩用力压迫乳房，使乳腺导管受压，影响乳汁流出。

（2）根据乳头的尺寸选择大小合适的吸乳护罩。

（3）使用电动吸乳器时，应选择最大的舒适的吸力，如果吸力太大可造成乳房损伤，影响乳汁的流出，引起乳头疼痛、乳房肿胀、乳腺炎等问题。

第三节　母乳储存

一、储乳容器的选择

储乳容器可选择玻璃奶瓶、塑料奶瓶及双层膜设计的储奶袋。材质主要包括玻璃、聚丙烯、聚乙烯等。

不同材质储乳容器的优缺点比较见表 8-1。

表 8-1　不同材质储乳容器的特点

储乳容器	优点	缺点
玻璃奶瓶	易清洗 材质安全	易碎，不耐摔 乳汁中的活细胞会黏附在玻璃表面，24 小时内影响不明显
储奶袋	价格较低 预消毒 材质安全	易划破 母乳中脂肪和 SIgA 含量降低
聚丙烯塑料容器	装取母乳操作方便 短期活细胞数量活性不降低	易有划痕，不易清洗 细菌滋生 母乳中维生素 C 可能减少

二、保存时间

（1）新挤出的母乳在 25～37℃的室温可保存 4 小时（注意不能保存在 37℃以上的室温中）；在 15～25℃的室温可保存 8 小时；在 2～4℃的冰箱冷藏室可保存 24 小时（将母乳置于母乳保存袋中，放在冰箱冷藏室中）；在-18℃以下的冰箱冷冻室可保存 3 个月。

（2）母乳冷冻后移至冰箱冷藏室但未加热时，可在室温下保存 4 小时；经冰箱冷藏 24 小时后，不能再移至冰箱冰冻室保存。

（3）热水解冻的母乳，应立即给予哺喂，未哺喂完的母乳不能再放回冰箱冷冻室内。婴儿喝剩下的母乳应丢弃。

三、保存的注意事项

（1）储奶瓶应预先清洗、煮沸消毒或使用预消毒的储奶袋。

（2）储奶袋为一次性使用产品，不可重复使用。

（3）由于母乳冷冻后体积会增加，母乳容量不要超过容器容量的 3/4。

（4）加热时要摇匀母乳，避免剧烈摇晃导致母乳成分破坏。

（5）按母乳收集时间的先后顺序放置。

（6）不要把母乳与其他物品置于同一冷藏、冷冻冰箱。

第四节　母乳的加热及消毒方法

一、母乳的解冻和加热

（1）冷冻过的母乳可放在冷藏室解冻或用流动的凉水融化，喂奶前用温水将母乳温热至 38～39℃。

（2）应按母乳收集时间的先后顺序使用。

（3）母乳加热不宜用以下方法：

1）在沸水中融化或加热。

2）置于室温下直至融化。

3）不要在微波炉内解冻或加热母乳。

4）解冻过的母乳不得再次放入冰箱内冷冻。

二、母乳的消毒

母乳的消毒可选用巴氏消毒法：将母乳放在 62.5℃的恒温箱内，进行消毒 30 分钟。此方法既除掉了母乳中的细菌，又不会破坏母乳中的成分，注意消毒时间不要超过 30 分钟。

巴氏消毒法又称低温杀菌法，是根据对耐高温性极强的结核菌热致死曲线和乳汁中最易受热影响的奶油分离性热破坏曲线的差异原理，在低温下长时间或高温下短时间进行加热处理的一种方法。这种方法既可杀死对健康有害的病原菌，又不会破坏母乳营养成分。其中，在 60℃以下加热 30 分钟的方式，作为低温灭菌的标准，已为世界各地广泛使用。

第九章 评估母乳喂养效果

第一节 评 估 内 容

一、母亲的评估内容

（一）观察母亲的一般情况

（1）母亲的年龄、健康、营养和社会经济状况。

（2）母亲的表情是否舒适、放松或紧张。

（3）是否有其他家庭成员在场，他们对母乳喂养的态度。

（4）母亲是否带奶瓶。

（5）母亲穿的衣服是否方便哺乳。

（二）观察母亲抱婴儿的体位

（1）判断母亲抱婴儿的体位是否正确。母亲是否舒适、放松地抱着婴儿贴近自己，使婴儿的脸对着乳房。

（2）母亲抱较小的婴儿时要托住头部和臀部；母亲抱较大的婴儿时要托住头部和肩部。

（三）观察母亲托乳房的方法

（1）母亲用"C"形方法托起乳房，使婴儿有效含接乳头及乳晕。若母亲的手在接近乳晕的地方托着乳房，有可能阻塞乳腺导管或影响婴儿有效含接乳头及乳晕，使婴儿吸吮困难以致难以吸到乳汁。

（2）母亲用手指在婴儿鼻子前将乳房向后压，容易阻塞乳腺导管。

（3）母亲以剪刀式方法托着乳房，使婴儿很难含到更多的乳晕，而且手指的压力可阻塞乳腺导管。

（四）观察母亲乳房的条件

（1）观察母亲乳房和乳头的大小及形状，有无肿块、乳头皲裂等异常情况。

（2）如果婴儿离开乳房后发现乳头被压扁了，或在乳头顶部或下方有条横线，说明含接姿势不正确。

（五）询问母亲哺乳时的感觉

（1）如果感觉舒适，表明婴儿含接姿势正确。

（2）如果感觉不舒服或疼痛，表明婴儿含接姿势可能不正确。

（3）注意观察和询问有无建立喷乳反射，在产后最初几天，哺乳时感到子宫收缩痛，这是喷乳反射活跃的一种征象。

二、婴儿的评估内容

（一）观察婴儿的健康状况

（1）注意婴儿的健康、营养及警觉状况。

（2）注意可能会干扰母乳喂养的因素：①鼻塞；②呼吸困难；③鹅口疮；④黄疸；⑤脱水；⑥舌系带问题；⑦唇腭裂。

（二）观察婴儿的反应

（1）较小的婴儿出现头转来转去，寻找乳房，表示想吃奶了，接触乳头时他会张开嘴，将舌头向下、向前吸住乳房。

（2）较大的婴儿会转身用手够乳房。

（3）婴儿安静地吸吮，吃完后很放松和满意，自动放下乳头。

（4）如果婴儿烦躁，离开乳房或拒绝吸吮，表示含接不正确没有吃到奶。

（三）观察婴儿含接姿势

1. 正确的含接姿势

（1）婴儿的嘴张得很大，下颌贴到乳房。

（2）婴儿的下唇向外翻。

（3）婴儿的面颊呈圆形鼓起。

（4）婴儿口腔中上方的乳晕比下方的乳晕多。

（5）婴儿的舌成勺状环绕乳晕。

（6）哺乳时母亲的乳房看起来呈圆形。

2. 不正确的含接姿势

（1）婴儿的嘴张得不够大，下颌没有贴到乳房。

（2）婴儿的口唇向前或下唇向里卷。

（3）婴儿的面颊紧张或吸吮时向内凹。

（4）婴儿口腔中下方的乳晕比上方的乳晕多或上、下乳晕一样多。

（5）哺乳时可见到母亲的乳房被牵拉。

（四）观察婴儿的吸吮

（1）婴儿慢而深地吸吮，有时会有暂停，表示含接姿势正确且吸吮有效。

（2）婴儿一直快而浅地吸吮，说明没有吃到奶，含接姿势不正确。

（3）可以看到婴儿吞咽动作或听到婴儿吞咽声，说明吃到奶了。

（4）吸吮时如伴有"咂咂"声，说明含接姿势不正确。

（5）婴儿吞咽时听到很响的声音，说明乳汁充足，但也有可能奶量过多，使婴儿容易呛奶。

（五）观察婴儿是否吃饱

（1）婴儿自己放开乳房，表现满足并有睡意，表明乳汁充足。

（2）哺乳前乳房饱满，哺乳后变软，说明婴儿吃到了乳汁。若哺乳过程中乳房一直充盈饱满，则婴儿没有吸到乳汁，吸吮无效。

（3）有时婴儿在吸吮中停顿，母亲以为婴儿吃饱了或者想让婴儿吸吮另一侧乳房，而将乳头过早地从婴儿口中拔出，这样就使婴儿吃不到后奶。

（4）观察婴儿体重增长和大小便情况。

1）体重：新生儿出生后 7～10 天恢复至出生时体重，满月时体重增长 600g 及以上。

2）大、小便：每日小便 6 次以上。新生儿出生后每天排胎便数次，数天后由墨绿色胎便逐渐转成黄色或棕色。

（六）观察哺乳持续时间

哺乳时间有很大差异，过长或过短均有问题。对于低出生体重儿，在出生后的前几天，母乳喂养时间较长是正常的。

第二节　母乳喂养记录表

母乳喂养详细内容见表 9-1。

表 9-1　母乳喂养记录表

科室：　　　　　　　母亲姓名：　　　　　　　床号：

分娩方式：□ 剖宫产　□ 顺产　□ 阴道助产

新生儿性别：□ 男　□ 女　出生体重：　g

出生时间：　年　月　日　时　分

早接触、早吸吮时间：□ 1 小时内　□ 1 小时以上

回母婴同室时间：　年　月　日　时　分

产妇乳头情况：□ 正常　　□ 扁平　□ 凹陷　□ 其他

回母婴同室早吸吮时间：　时　分；持续：　分

新生儿吸吮能力：□ 好　□ 一般　□ 差

特殊情况：

日期	时间	母乳情况	含接情况	吸吮情况	喂养次数	大便次数	小便次数	挤奶次数	喂养方式	技能掌握情况	备注	护士签字	

填表说明：

1. 特殊情况填写新生儿血糖、喂糖水量、无法母婴接触（或母乳喂养）原因等

2. 母乳情况每日填写一次，如有变化随时记录，使用词汇为"无""量少""量多"

3. 含接情况：含接正确"√"、含接不正确"×"，不正确者需在备注写明指导后是否纠正

4. 吸吮情况：吸吮有效"√"、吸吮无效"×"

续表

5. 喂养方式：①纯母乳喂养；②混合喂养；③人工喂养

6. 技能掌握情况：掌握"√"、未掌握"×"

7. 备注栏：填写转科、出院等

8. 分娩24小时内必须评估一次

第十章　母乳喂养辅助用品使用

一、乳旁加奶

乳旁加奶一般用于婴儿出生后 1～2 天，帮助奶量少、乳头过大或凹陷的母亲坚持母乳喂养。乳旁加奶设备可选专用乳旁加奶器或自制乳旁加奶器，设备包含一个储奶容器（内装母乳或配方奶）和一根柔软的导管，导管一端连接储奶容器，另一端贴紧在母亲乳头旁，婴儿含接乳头时将导管一起含入嘴中，就可吸到加奶器内的乳汁（图 10-1）。

1. 优点

（1）乳旁加奶器的导管可协调婴儿的吸吮，增加母亲的泌乳量。

（2）母亲是婴儿的唯一喂养者。

2. 缺点

（1）乳旁加奶器的安装和清洗较复杂。

（2）第一次使用导管并让婴儿含乳可能有困难。

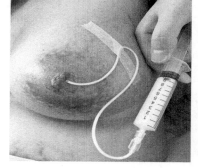

图 10-1　自制乳旁加奶器

3. 使用方法

（1）保护隐私，做好遮挡，保持安静，避免不必要的干扰。

（2）准备好乳旁加奶设备、母乳或配方奶。

（3）将储奶容器悬挂于母亲颈部，调节绳子长度，使储奶容器的出口与乳头在同一水平线上。自制的加奶器一般使用一次性针筒，将针筒与导管连接，排净空气。

（4）检查储奶容器装置，保持导管通畅。

（5）根据乳头实际情况固定导管的长度，将导管用胶带固定在乳头上，胶带避开乳头和乳晕。

（6）采用合适的哺乳体位，并抱好婴儿。

（7）帮助婴儿含接乳头及乳晕同时含住导管，导管可从婴儿的嘴角或者嘴唇正上方放入。

（8）婴儿吸吮时口腔形成负压，吸出乳汁，同法更换另一侧。

（9）每次使用后，清洗设备，晾干备用。

4.注意事项

（1）使用乳旁加奶设备时，医护人员需要做好指导和评估。

（2）婴儿吸吮时，如流速过慢吸吮困难，或流速过快可能呛到时，调节储奶容器的位置或更换不同大小的导管，以确保流速适中。

（3）应先鼓励婴儿直接吸吮乳房，待乳汁基本吸空后再吸储奶容器中的乳汁，有助于增加对乳房的吸吮刺激。

（4）使用配方奶粉要充分溶解，以避免堵塞导管。

（5）乳旁加奶设备应短期使用，一旦母亲乳汁分泌量增加，就应逐渐减少储奶瓶中的奶量和乳旁加奶设备的使用次数，直至母亲直接哺乳。在医院中尽可能使用一次性加奶设备。

二、喂　　杯

1.优点

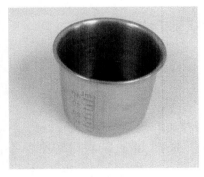

图 10-2　喂杯

（1）用喂杯喂养婴儿可避免让婴儿觉得用奶瓶吸奶更容易。

（2）有利于下次哺喂成功。

2.缺点

（1）早产儿吸吮能力弱，用喂杯进食花费时间太长。

（2）奶会洒得到处都是，浪费母乳。

（3）婴儿没有吸吮。

喂杯见图 10-2。

3.使用方法

（1）适当包裹婴儿，并稍抬高婴儿的头。

（2）喂杯液体半满，避免喂杯中液体倾洒。

（3）稍倾斜喂杯，边缘轻靠在下唇边，婴儿下颌降低，使乳汁碰到婴儿嘴唇，让婴儿自行舔入口中，不可将乳汁倒入婴儿口中。

（4）喂食过程中要不断调节，保持喂杯正确的位置。

（5）喂完清洗喂杯。

4. 注意事项

（1）不要直接往婴儿口中倒乳汁，以免引起婴儿呛奶或乳头混淆。

（2）使用喂杯时，医护人员要指导母亲正确的操作。

（3）当婴儿吃奶动作暂停时，喂杯仍应停在婴儿下唇处。

三、手指喂奶器

1. 分类　手指喂奶器可评估婴儿吸吮情况，帮助婴儿学习如何含接，锻炼其吸吮能力，但手指喂奶器最主要的功能是帮助含接困难或者不能在乳房上吸吮的婴儿改善含接问题。

手指喂奶器可分为喂管式（将一次性头皮针前端剪掉）和注射器式两种类型。如果哺喂量不超过 10ml，选择注射器式的手指喂奶器；如果液体量超过 10ml，可以将喂管一端固定在医护人员手指上，另一端接喂杯或者储奶瓶。

2. 优点

（1）手指喂奶器与奶瓶哺喂的效率一样，可用于早产儿。

（2）婴儿有吸吮。

3. 缺点　手指和奶瓶奶嘴一样给婴儿的感觉是硬的。

4. 使用方法

（1）洗净双手，剪短指甲。

（2）适当包裹婴儿。

（3）母亲坐姿舒适。

（4）根据母乳量选择喂管式或注射器式。

（5）用中指或示指触碰婴儿嘴唇使其张嘴，指腹向上，指尖伸入婴儿口中至软硬腭连接处。

（6）让婴儿吸吮手指。如果婴儿吸吮时下唇含入口中，轻压下颌使下唇外翻。

（7）使用喂管时，将喂管大的一端开口置于奶瓶乳汁液面下。

（8）轻轻将喂管从手指旁插入婴儿口中至指尖，并将奶瓶抬高，易于乳汁流出。如果乳汁流出速度慢但婴儿吞咽正常，可抬高液面加快乳汁流速。

（9）如果使用注射器，将手指喂奶器轻轻插入婴儿口腔，置于指尖处，随婴儿吸吮节奏推动注射器活塞。

四、吸　乳　器

吸乳器有电动型、手动型。另外，电动型还分为单乳泵吸乳器及双乳泵吸乳器两种类型。无论哪种吸乳器，对于解决乳汁过少或过多、离乳等都有很大的作用，可以帮助婴儿吃到母乳。

五、乳头保护罩

乳头保护罩又称乳贴（图 10-3），哺乳时贴合在乳头和乳晕上，婴儿通过乳头保护罩与母亲乳房含接。材质主要有橡胶、乳胶、硅胶等，使用较多的是超薄硅胶，无色无味，延展性好，异物感较轻。主要在母亲乳头疼痛或者乳头扁平凹陷，婴儿不能有效含接乳头，婴儿舌系带过短，早产儿不能长时间维持含接姿势等情况下使用。

1. 使用方法

（1）洗净双手和乳头保护罩。

（2）使用前用热水冲洗或浸泡片刻，使乳头保护罩处于温热状态。

（3）佩戴时，将乳头保护罩的侧翼和奶嘴部分翻过 1/3～1/2，用力拉住侧翼，使奶嘴基部略有拉伸，然后佩戴到乳头和乳晕上，松开侧翼贴服在乳房上。此时乳头应深入护罩的奶嘴部分。

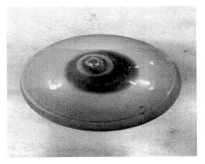

图 10-3　乳头保护罩

（4）可以在乳晕和乳头保护罩贴合处使用水、乳汁等涂抹，保证整个哺乳过程中乳头保护罩位置不移动。

（5）如果哺乳时母亲感觉疼痛，检查是否乳头未深入乳头保护罩的奶嘴部分或是乳头保护罩过小导致，予以纠正。

（6）如果母亲同时存在泌乳不足，需要乳旁加奶，可以将乳旁加奶管和乳头保护罩配合使用。

（7）乳头扁平凹陷时，经过婴儿的用力吸吮，扁平凹陷的乳头可能会突出，可以拿下乳头保护罩，尝试直接哺乳。

2. 注意事项

（1）乳头保护罩的使用必须经过医务人员的指导和评估。

（2）乳头保护罩不可长期使用，待问题改善后逐渐转换至直接哺乳。

（3）使用乳头保护罩，必须做好清洁消毒，专人使用。

第十一章　乳母营养指导

哺乳期是母亲使用自体分泌的乳汁哺育子代，使其获得良好的生长发育并奠定一生健康基础的特殊生理阶段。哺乳期女性（即乳母）既要采用乳汁哺育婴儿，又要逐渐补偿妊娠期所造成的营养素损耗，并促进各器官、系统功能的恢复，因此比非哺乳期女性具有更高的营养需求。乳母的膳食除需要保证哺乳期的营养需求外，还通过乳汁的口感和气味，潜移默化地影响婴儿对辅食的接受和后续多样化膳食结构的建立。基于母乳喂养对母婴的诸多益处，世界卫生组织建议婴儿在 6 个月内应纯母乳喂养，并在添加辅食的基础上持续母乳喂养到 2 岁甚至更长时间。乳母的营养状况是泌乳的基础，如果哺乳期营养不足，将会减少乳汁分泌量，降低乳汁质量，并影响母体健康。此外，乳母的情绪、心理、睡眠等也会影响乳汁分泌。因此，乳母营养指导在产褥期保健中占据极其重要的位置。

第一节　哺乳期的生理特点

一、激素水平变化

随着胎儿的娩出、胎盘剥离排出体外，产妇进入哺乳期，血中的雌激素、孕激素、胎盘生乳素水平急剧下降，其中胎盘生乳素在 1 天内、雌激素和孕激素在 1 周内降至妊娠前水平。垂体分泌的催乳素随着雌激素水平的下降而持续升高，这是乳汁分泌的基础。此外，婴儿吸吮母亲的乳头，乳头传导的感觉信号经传入神经到达下丘脑，抑制下丘脑多巴胺的分泌及其他可能的催乳素抑制因子，致使垂体催乳素的分泌水平增高，促进乳汁的分泌。哺乳可促进乳母生殖器官及其他组织器官的恢复。

二、乳汁分泌

（一）初乳

初乳为妊娠晚期与分娩 4～5 日以内的乳汁。初乳质稠，呈淡黄色，含有大量的免疫性蛋白，尤其是分泌型免疫球蛋白与乳铁蛋白等；乳糖与脂肪的含量较成熟乳低，故易被新生儿消化，是婴儿早期理想的天然食物。

（二）过渡乳

过渡乳为产后 5～14 日分泌的乳汁。乳糖和脂肪含量增多，蛋白质含量较初乳有所下降。

（三）成熟乳

成熟乳为产后 14 日以后分泌的乳汁。成熟乳呈乳白色，富含蛋白质、乳糖、脂肪等多种营养素。

（四）晚乳

晚乳为 10 个月以后分泌的乳汁，乳汁分泌量和营养成分均逐渐减少。各期母乳主要成分见表 11-1。

表 11-1　各期母乳主要成分的比较　　　（单位：g/L）

主要成分	初乳	过渡乳	成熟乳	晚乳
碳水化合物	75.90	77.40	75.00	74.70
脂肪	28.50	43.70	32.60	31.60
蛋白质	22.50	15.60	11.50	10.70
矿物质	3.08	2.41	2.06	2.00

第二节　哺乳期的能量与营养素需求

乳母的营养状况非常重要。一方面要逐步补偿妊娠期和分娩时所损耗的营养素储存，促进器官和各系统功能的恢复；另一方面要分泌乳汁、哺育婴儿。如果乳母营养不足，将会影响乳母的健康，减少乳汁分泌量，降低乳汁质量，影响婴儿健康成长。母乳喂养启动后，一般泌乳量在 500～1000ml/d。一般可从乳汁的分泌量和组成来估算哺乳期额外的营养需求。

一、能　　量

　　乳母除满足自身的能量需要外，还需供给乳汁所含的能量与分泌乳汁过程消耗的能量。通常乳母维持泌乳所需要的额外能量与其泌乳量成正比。中国营养学会建议乳母膳食每日的能量供给量为 2300kcal/d。乳母在哺乳的同时可逐步恢复至妊娠前体重，若乳母较妊娠前消瘦或妊娠期储存的脂肪增多，表明能量摄入不足或过多。

二、蛋　白　质

　　乳母的蛋白质营养状况直接影响泌乳能力和乳汁中蛋白质的氨基酸组成。哺乳期每日增加 20g 蛋白质，泌乳过程可使体内氮代谢加速，产后 1 个月内如按常量摄入蛋白质，乳母将会出现负氮平衡。每 100ml 母乳含有蛋白质 0.9～1.2g，如果按每日泌乳 850ml 计算，消耗乳母蛋白质约 10g，这 10g 蛋白质需用 20g 含蛋白质的食物（畜禽肉、水产品、蛋类、大豆类）补充，所以除乳母本身每日生理需要 60g 蛋白质外，还要增加 20g 蛋白质供泌乳，其中优质蛋白质的摄入应不少于 1/3。

三、脂　　肪

　　母乳中的脂类是婴儿的主要能量来源，且与中枢神经系统的发育与脂溶性维生素的吸收关系密切。如果母乳内缺乏脂肪，尤其是缺乏不饱和脂肪酸，婴儿的大脑和神经发育就会受到影响。但脂肪也不宜过多，以免引起乳母肥胖而使乳汁分泌减少。应尽量摄取不饱和脂肪酸高的食物，如葵花籽油、菜籽油等，可降低心血管疾病的发病率，适量的脂肪可帮助脂溶性维生素的吸收。乳母脂肪提供的能量以占总能量的 20%～30%为宜。

四、碳水化合物

　　中国营养学会建议碳水化合物提供的能量占总能量的 50%～65%。

五、矿 物 质

母乳中主要矿物质（钙、镁、钾、钠等）的含量一般不受膳食影响。母乳中的钙含量比较稳定，若乳母膳食钙摄入量不足，母体将通过消耗自身的钙储存来维持乳汁中钙含量的稳定，乳母膳食中钙的推荐摄入量为 1000mg/d。

铁不能通过乳腺进入乳汁，因此母乳中铁的含量极低，仅为 0.05mg/100ml。增加乳母膳食中铁的摄入量虽对乳汁中铁含量的影响不明显，但适当补铁可弥补生产时大量失血、产后恶露排出的损失和预防乳母发生营养性贫血。乳母膳食中铁的推荐摄入量为 24mg/d。

锌与婴儿的生长发育及免疫功能有密切关系，可有助于增加乳母对蛋白质的吸收和利用。乳母膳食中锌的推荐摄入量为 12mg/d。

由于乳母的基础代谢率和能量消耗的增加，碘的摄入量也应增加。乳母膳食中碘的推荐摄入量为 240g/d。

六、维 生 素

乳母应增加水溶性及脂溶性维生素的摄入量，以调节体内的各项功能。维生素 A 可以少量经过乳腺进入乳汁，特别是产后 2 周内的初乳中富含维生素 A，而成熟乳中维生素 A 的含量逐渐下降。但当膳食中的维生素 A 增加至一定程度后，乳汁中维生素 A 的含量不再按比例增加。乳母膳食中维生素 A 的推荐摄入量为 1300μg RAE[a]/d。

维生素 D 几乎不能通过乳腺进入乳汁，故母乳中维生素 D 的含量很低。为保证乳母对钙的良好吸收与利用，乳母膳食中维生素 D 的推荐摄入量为 10μg/d。

维生素 E 有促进乳汁分泌的功能，乳母膳食中维生素 E 的推荐摄入量为 17mg α-TE[b]/d。

B 族维生素能增进乳母食欲，促进乳汁分泌。乳母膳食中 B 族维生素的推荐摄入量：维生素 B_1 为 1.5mg/d，维生素 B_2 为 1.5mg/d，烟酸为 15mg NE[c]/d，叶酸为 550μg DFE[d]/d。

---

a. RAE 为视黄醇活性当量；b. α-TE 为 α-生育酚当量；c. NE 为烟酸当量；d. DFE 为叶酸当量。

乳母膳食中维生素 C 的推荐摄入量为 150mg/d。

七、水

乳母因哺乳将每天多流失约 1 L 的水分，平时应注意多摄取水分。水分不够将使母乳分泌减少，乳母觉得口渴时就应立即补充水分，也可以在喂奶时补充，每日宜从食物及饮水中比正常成人多摄入约 1L 水。

第三节　乳母膳食指南

《中国居民膳食指南（2016）》推荐乳母膳食应遵循以下原则。

一、增加富含优质蛋白质及维生素 A 的动物性食物和海产品，选用碘盐

（一）关键点

（1）每日保证摄入总量为 220g 左右的鱼、禽、蛋、瘦肉，必要时可部分用大豆及其制品替代。

（2）每日摄入奶量达 400～500ml。

（3）每周吃 1～2 次动物肝脏（总量达 85g 猪肝或 40g 鸡肝）。

（4）至少每周摄入 1 次海鱼、海带、紫菜、贝类等海产品。

（5）采用加碘盐烹调食物。

（二）优质蛋白质可提高乳汁的质与量

乳母膳食蛋白质的质与量对泌乳有明显影响。当蛋白质与能量摄入量降低时，泌乳量可减少到正常的 40%～50%。如果乳母的膳食蛋白质质量差，摄入量又不足时，还会影响乳汁中蛋白质的含量和组成。乳母每天应摄入蛋白质 80g，并保证优质蛋白质的供给。畜禽肉、水产品、蛋类是优质蛋白质的最好来源，也同时提供多种重要的矿物质和维生素，

乳母每天应比妊娠前增加 80～100g 的畜禽肉、水产品、蛋类。

（三）增饮奶类有利于乳母骨骼健康

人乳钙含量比较稳定，约为 24mg/100ml，乳母每天通过乳汁分泌的钙约 200mg。若乳母膳食钙摄入量不能满足需要，母体将动员骨骼中的钙来维持母乳中钙的相对稳定，而乳母可因缺钙而患骨质软化症。为保证母体的钙平衡和骨骼健康，乳母应增加钙摄入量。因此，乳母膳食应增加奶类等含钙丰富的食物。若乳母摄入牛奶使总奶量达到500ml，可获得约 540mg 的钙，加上膳食中其他来源的钙，则较容易达到推荐摄入量。

（四）增加富含维生素 A 的动物性食物有利于提升乳汁维生素 A 水平

乳汁中维生素 A 的含量与乳母膳食密切相关，增加乳母膳食中维生素 A 的摄入量，会使乳汁中维生素 A 的含量增高。为提高乳汁中维生素 A 的含量，满足婴儿对维生素 A 的需要，乳母需要多摄入富含维生素 A 的动物性食物或含胡萝卜素较多的蔬菜、水果。

（五）选用碘盐和增加海产品摄入可保证乳母对碘的需要，并增加乳汁中碘和二十二碳六烯酸（DHA）的含量

乳母对碘的需要较妊娠前增加，达到 240μg/d。乳母除摄入碘盐外，还需要增加富含碘的海产食物（如海带、紫菜、鱼和虾）才能满足乳母对碘的需求。此外，海产的鱼、虾也含有丰富的 n-3 多不饱和脂肪酸。乳母若增加海产品的摄入可使乳汁中的 DHA、碘等含量增加，从而有利于婴儿的生长发育，特别是脑和神经系统的发育。

二、产褥期食物多样、不过量，重视整个哺乳期营养

（一）关键点

（1）产褥期膳食应是由多样化食物构成的平衡膳食，无特别的食物

禁忌。分娩后的 1~2 天一般胃肠功能相对较差,宜选择清淡、易消化的食物,如面条、面片、粥、馄饨、鸡蛋、煮烂的肉和菜,2 天之后即可过渡到正常饮食。剖宫产的产妇,术后约 24 小时胃肠功能恢复,应再给予术后流食 1 天,但忌用牛奶、豆浆、大量蔗糖等产气食品。之后过渡至半流食 1~2 天,再转为普通饮食。

(2)产褥期除保证充足但不过量的优质蛋白质外,还必须重视蔬菜、水果的摄入,保证每天摄入蔬菜 500g,尤其是新鲜绿叶蔬菜,预防乳汁中维生素 K 的缺乏引起新生儿颅内出血。

(3)保证整个哺乳期的营养充足和均衡以持续进行母乳喂养。

(二)乳母膳食营养状况是影响乳汁质量的重要因素

乳汁中蛋白质、脂肪、碳水化合物等宏量营养素的含量一般相对稳定,而维生素和矿物质的含量比较容易受乳母膳食的影响。最易受影响的营养素包括维生素 A、维生素 C、维生素 B_1、维生素 B_2、维生素 B_6、维生素 B_{12}、碘及脂肪酸等。因此必须注重哺乳期的营养充足均衡,以保证乳汁的质与量。

乳母自胎儿及其附属物娩出,到生殖器官恢复至非妊娠状态的时期称为产褥期,一般需要 6~8 周,这段时间民间俗称"坐月子"。按我国的传统,很重视"坐月子"时的食补,乳母要进食很多动物性食物,但同时又流传着一些食物禁忌,如不吃蔬菜和水果等。摄入过多的动物性食物,会使蛋白质和脂肪摄入过量,加重消化系统和肾脏负担,还会造成能量过剩导致肥胖;蔬菜、水果等摄入不足则使维生素、矿物质和膳食纤维的摄入量减少,影响乳汁分泌量以及乳汁中维生素和矿物质的含量,并增加乳母便秘、痔疮等的发生率。因此,产褥期要重视蔬菜、水果摄入,做到食物均衡、多样、充足,但不过量,以保证乳母健康和乳汁质量。有调查显示,乳母"坐月子"过后摄入动物性食物明显减少,很快恢复到妊娠前饮食,将导致能量和蛋白质等营养素往往达不到乳母的推荐摄入量。因此,要同样重视产褥期后的哺乳阶段的营养,将畜禽肉、水产品、蛋类等含优质蛋白质的食物在哺乳期的整个阶段均衡分配,才有利于乳母健康及持续母乳喂养。

三、心情愉悦，睡眠充足，促进乳汁分泌

（一）关键点

（1）家人应充分关心乳母，帮助其调整心态，舒缓压力，树立母乳喂养的自信心。

（2）乳母应生活规律，每日保证 8 小时以上睡眠时间。

（3）每日需水量应比正常成人增加约 1L，每餐应保证有带汤水的食物。

（二）促进乳汁分泌

乳汁分泌包括泌乳和排乳两个过程。催乳素作用于乳腺的分泌细胞，产生乳汁。催产素作用于腺泡周围的肌细胞，使肌细胞收缩将其中的乳汁排出。乳母的情绪、心理及精神状态可直接兴奋或抑制大脑皮质来刺激或抑制催乳素及催产素的释放，也可通过神经-内分泌来影响调控。因此，应重视产后乳母心理变化，及时消除不良情绪，帮助乳母树立信心。尽早开奶，频繁吸吮（24 小时内至少 10 次）。合理安排乳母作息时间，保证每天睡眠 8 小时以上，提高其睡眠质量，以促进乳汁分泌及乳母健康。

乳母每天饮水量也与乳汁分泌量密切相关。饮水量不足时，可使乳汁分泌量减少。此外，由于乳母的基础代谢较高，出汗多，再加上乳汁分泌，需水量高于一般人，因此乳母多喝一些汤汁是有益的。第一，餐前不宜喝太多汤。餐前多喝汤可减少食量，从而减少能量摄入，对于需要补充营养的乳母而言，应该增加能量摄入，所以餐前不宜喝太多汤。可在餐前喝半碗至一碗汤，待到八九成饱以后再饮一碗汤。第二，喝汤的同时要吃肉。肉汤的营养成分大约只有肉的 1/10，为了满足产妇和婴儿的营养，应该连肉带汤一起吃。第三，不宜喝多油的浓汤。脂肪太多的汤不仅会影响产妇的食欲，还会引起婴儿脂肪消化不良性腹泻。煲汤的材料宜选择一些脂肪含量较低的肉类，如鱼类、瘦肉等，也可喝蛋花汤、豆腐汤、蔬菜汤、面汤及米汤等。第四，可根据乳母的需求，加入对补血有帮助的煲汤材料，如红枣、红糖、猪肝等。如果乳汁不够，还可加入对催乳有帮助的食材，如童子鸡、黄豆、猪蹄、花生、木瓜等。木瓜鲫鱼汤、猪蹄黄豆汤、猪肚花生汤、黄花菜鸡汤、排骨汤、豆腐汤等均是不错的选择。

四、坚持哺乳，适度运动，逐步恢复适宜体重

（一）关键点

（1）乳母产后 2 天开始做产褥期保健操。

（2）乳母产后 6 周开始规律有氧运动如散步、慢跑等，且有氧运动从每天 15 分钟逐渐增加至每天 45 分钟，每周坚持 4 次或 5 次。

（二）逐步恢复适宜体重

女性围生期要经历一系列体重变化，大多数女性生育后，体重都会较妊娠前有不同程度的增加。美国一项 21 年追踪调查研究证明，妊娠期和哺乳期体重变化与女性以后肥胖的发生密切相关，产后体重滞留是导致女性远期肥胖的主要因素。而肥胖是许多慢性病的重要诱因，这些疾病会影响女性终生健康。因此，保持适宜的妊娠期体重增长，同时在分娩后适当减重以避免体重滞留非常重要。产后体重滞留受多种因素的影响，如哺乳（包括哺乳时间、频次等）、体力活动、睡眠时间、营养膳食因素等。乳汁分泌可消耗在妊娠期储存的脂肪，有利于乳母体重的尽快复原。研究显示，哺乳时间越久，产后体重降低幅度越大；随着体力活动增加，体重滞留逐渐降低。坚持哺乳和体力活动是减轻体重、预防产后肥胖的两个最重要的措施。

五、忌烟酒，避免浓茶和咖啡

乳母忌吸烟、饮酒，并防止乳母及婴儿吸入二手烟；乳母应避免饮用浓茶和大量咖啡，以免摄入过多咖啡因。

第四节 乳母一日食谱举例

一、早 餐

肉包：面粉 50g，猪肉 25g。

红薯稀饭：大米或小米 25g，红薯 25g，红糖 10g。

拌黄瓜或莴笋：黄瓜或莴笋 100g。

二、早　　点

煮鸡蛋：鸡蛋 50g。

牛奶和水果：牛奶 250g；苹果、香蕉、草莓 150g。

三、午　　餐

生菜猪肝汤：生菜 100g，猪肝 20g，植物油 5g。

丝瓜炒牛肉：丝瓜 100g，牛肉 50g，植物油 10g。

大米饭：大米 100g。

四、午　　点

水果：橘子或猕猴桃 150g。

五、晚　　餐

青菜炒豆皮：小白菜 200g，豆皮 50g，植物油 10g。

香菇炖鸡汤：鸡肉 75g，香菇适量。

玉米面馒头：玉米粉 30g，面粉 50g。

蒸红薯：红薯 50g。

六、晚　　点

牛奶煮麦片：牛奶 250g，麦片 10g。

第十二章 6个月以后婴幼儿母乳喂养指导

第一节 婴幼儿的营养需求

婴幼儿生长发育较为迅速，代谢旺盛，为满足其正常的生理功能活动和生长发育，需要供应足够的优质营养素。但婴幼儿的消化吸收功能不完善，尤其婴幼儿的各个器官发育尚未成熟，限制了营养素的吸收和利用。婴幼儿如果喂养不当，容易引起消化功能紊乱、单纯性肥胖、营养不良和缺铁性贫血等。婴幼儿的营养需求包括以下几个方面：

一、能　　量

婴幼儿的总能量消耗包括基础代谢率、食物热力作用、活动消耗、排泄消耗和生长所需5个方面。

（一）基础代谢率

小儿基础代谢所需能量较成人高，随年龄增长逐渐减少。如婴儿的基础代谢率约为230kJ/（kg·d），即55kcal/（kg·d），占总能量消耗的60%。早产儿所需能量较高，为120～150kcal/（kg·d）。

（二）食物热力作用

食物热力作用是指因摄食（摄取、消化、吸收、代谢、转化等）过程引起的额外能量消耗。年龄越小，蛋白质需要就越多，食物的热能效应也越大。婴儿期食物热力作用占总能量消耗的7%～8%，幼儿食物热力作用约占总能量消耗的5%。

（三）活动消耗

活动消耗能量与活动类型、活动强度、活动持续时间和身体大小有关。1周岁以内婴儿活动量相对较少，故用于肌肉活动的能量需要量较低，为62.8～82.7kJ/（kg·d），即15～20kcal/（kg·d），占总能量消耗的 15%。以后随婴幼儿活动量的增加，活动消耗也逐渐增高。当能量摄入不足时，婴幼儿首先表现为活动减少。

（四）排泄消耗

正常情况下未经消化吸收食物的能量损失约占总能量消耗的 10%，腹泻时排泄消耗的能量增加。

（五）生长所需

生长消耗能量为婴幼儿特有的能量需求，与生长速度成正比，随年龄增长逐渐减少。每增加 1kg 新组织需要消耗能量 18.4～23.8kJ（4.4～5.7kcal）。出生头几个月，生长所需能量为 62.8～83.6kJ/（kg·d），即 15～20kcal/（kg·d），占总能量消耗的 25%～30%。1 岁需 20.9～62.8kJ/（kg·d），即 5～15kcal/（kg·d）。

人体总能量的需要主要根据年龄、体重及生长发育速度予以估计。《中国居民膳食营养素参考摄入量》推荐 1 周岁内婴儿所需能量适宜摄入量（AI）为 0.40MJ/（kg·bw）[95kcal/（kg·bw）]；1～2 周岁男童推荐摄入量（RNI）为 4.60MJ/d（1100kcal/d），女童 RNI 为 4.40MJ/d；2～3 周岁男童 RNI 为 5.02MJ/d（1200kcal/d），女童 RNI 为 4.81MJ/d（1150kcal/d）。婴幼儿能量摄入个体差异较大，一般不应低于推荐值的 90%。婴幼儿如果能量供应不足，则会引起生长发育迟缓或停滞；如果能量摄入过多可导致肥胖等。

二、蛋　白　质

蛋白质是体内维持正常生长发育和新陈代谢的重要物质。婴幼儿正处于生长阶段，应保证足量优质蛋白质的摄入，以维持机体组织的合成与代谢。当婴幼儿的膳食中蛋白质供应不足时，可表现出生长发育迟缓、消化功能障碍、肝功能障碍、营养不良、免疫力下降、水肿和贫血等。婴幼儿的肾脏和消化器官尚未发育完全，蛋白质摄入过量时会引起便秘和胃肠道疾病等。

婴儿早期肝脏功能不成熟，除了 8 种必需氨基酸外，还需要通过食物供给组氨酸、酪氨酸、半胱氨酸和牛磺酸。为婴幼儿搭配食物时应注意利用氨基酸的互补作用，如补充鸡蛋和鱼类等动物蛋白。《中国居民膳食营养素参考摄入量》建议母乳喂养儿的蛋白质适宜摄入量（AI）为 2.0g/（kg·d），牛乳喂养儿的蛋白质 AI 为 3.5g/（kg·d），大豆或谷类蛋白喂养儿的蛋白质 AI 为 4.0g/（kg·d）；1～3 岁婴幼儿的蛋白质 RNI 为 25g/d。

三、脂　　肪

　　脂肪是人体能量和必需脂肪酸（EFA）的重要来源。婴幼儿的脂肪摄入过多，将影响蛋白质与碳水化合物的摄入和钙的吸收；而脂肪摄入过少，则将导致必需脂肪酸缺乏及蛋白质、碳水化合物的过量摄入。尤其是必需脂肪酸，在婴幼儿神经鞘膜的形成和大脑及视网膜光感受器的发育、成熟方面起着极其重要的作用。婴幼儿对必需脂肪酸缺乏较为敏感，膳食中缺乏必需脂肪酸容易导致其皮肤干燥或脂溶性维生素缺乏。

　　二十二碳六烯酸（DHA）是一种长链多不饱和脂肪酸，为 α-亚麻酸的代谢产物之一，可以促进婴儿视觉和神经系统的发育健全。婴儿期缺乏 DHA，一方面影响神经纤维和神经突触的发育而致注意力缺陷、认知障碍或智力低下；另一方面影响视网膜和视神经的正常发育而致视力异常，引起明暗辨别能力下降和视物不清等。母乳中 DHA 含量丰富，因此人工喂养儿应补充 DHA。此外，早产儿（尤其极低及超低出生体重早产儿）脑内 DHA 含量较低，体内促使 α-亚麻酸转变成 DHA 的去饱和酶活性较低，且婴儿生长发育较快需要量也较大，需要补充 DHA。亚油酸（LA）及其代谢产物 γ-亚油酸、花生四烯酸（AA/ARA）、α-亚麻酸及其另一代谢产物二十碳五烯酸（EPA）对婴儿神经、智力、认知功能发育和视觉发育亦有促进作用。

　　中国营养学会推荐 0～6 月龄内婴儿脂肪摄入量占总能量的 45%～50%，6 月龄至 2 岁为 35%～40%，2 岁以上为 30%～35%。联合国粮食及农业组织/世界卫生组织（FAO/WHO）推荐婴儿亚油酸提供的能量不低于膳食总能量的 3%。

四、碳水化合物

　　碳水化合物是婴幼儿主要的供能物质，有利于脂肪氧化和节约蛋白质，也是脑能量供应的主要物质。4 个月内的婴儿乳糖酶的活性较高，有利于对奶类所含乳糖的消化和吸收，但淀粉酶缺乏，故淀粉类食物应在 4 个月后添加。婴儿碳水化合物供能占总能量的 40%～50%，随着年龄的增长，所占比例逐渐增大，升至 50%～60%。

碳水化合物长期供应不足，可导致营养不良；反之，则引起肠腔内发酵过强，产酸、产气刺激肠蠕动加强而致腹泻。如果伴有蛋白质供应不足，即使碳水化合物摄入充足，仍会引起水肿。

五、矿 物 质

矿物质是构成机体组织和维持正常生理功能所必需的成分。钙、铁、锌和碘是婴幼儿期最易缺乏的四种微量营养素（表 12-1）。

表 12-1 婴幼儿主要矿物质每日参考摄入量（AI/RNI）

主要矿物质	AI/RNI	年龄（岁）		
		0～0.5	0.5～1	1～3
钙 Ca（mg）	RNI	200（AI）	250（AI）	600
磷 P（mg）	RNI	100（AI）	180（AI）	300
钾 K（mg）	AI	350	550	900
钠 Na（mg）	AI	170	350	700
镁 Mg（mg）	RNI	20（AI）	65（AI）	140
铁 Fe（mg）	RNI	0.3（AI）	10	9
碘 I（μg）	RNI	85（AI）	115（AI）	90
锌 Zn（mg）	RNI	2.0（AI）	3.5	4.0
硒 Se（μg）	RNI	15（AI）	20（AI）	25
铜 Cu（mg）	RNI	0.3（AI）	0.3（AI）	0.3
氟 F（mg）	AI	0.01	0.23	0.6
铬 Cr（μg）	AI	0.2	4.0	15

资料来源：《中国居民膳食营养素参考摄入量》

（一）钙

钙与婴幼儿的骨骼和软组织发育息息相关。严重缺乏时，可引起佝偻病或软骨症。母乳中含钙量约为 350g/L，虽然仅为牛乳含量的

1/3～1/2，但钙、磷比例较为合适，易于婴儿吸收。谷物中的植酸和蔬菜中的草酸影响钙的吸收，应与乳类分开进食。奶及其制品是膳食钙的最好来源。大豆制品中钙、磷比例适当，也可作为6月龄以上婴儿的辅食。《中国居民膳食营养素参考摄入量》建议6月龄内婴儿钙的AI为200mg/d，6～12月龄以上婴儿钙的AI为250mg/d，1～3岁幼儿钙的RNI为600mg/d。

（二）铁

胎儿可以通过母体获得一定量的铁，足月新生儿体内总铁量约为75mg/kg，可以满足3～5个月的需要量，且母乳中铁的吸收率达50%，因此，母乳喂养婴儿早期不易缺铁。但早产儿及低出生体重儿体内铁储备不足，容易出现铁缺乏。足月儿4～5个月后应添加含铁配方米粉、蛋黄和肝泥等富含铁的辅食，早产儿或低出生体重儿2个月后应该添加强化铁的配方奶粉，视情况补充铁剂。动物血、豆类、肉类和绿叶蔬菜中也含有一定量的铁，也可以作为婴幼儿期的膳食。如果铁缺乏，不仅会引起婴幼儿贫血，还会影响其神经心理发育，严重者甚至增加其死亡率。《中国居民膳食营养素参考摄入量》建议6月龄内婴儿铁的RNI为0.3mg/d，6～12月龄以上婴儿铁的RNI为10mg/d，1～3岁幼儿铁的RNI为9mg/d。

（三）锌

锌对维持人体正常食欲、促进机体生长发育、提高免疫力、促进伤口愈合和维持正常视觉与激素调节方面发挥着重要作用。锌缺乏时，可引起婴幼儿食欲欠佳、味觉异常、异食癖、生长发育落后、认知障碍、抵抗力低下、伤口愈合延缓和性器官发育不良等；锌过量时，会导致婴幼儿记忆力下降，也可能抑制机体对铁的吸收从而引起缺铁性贫血。足月儿体内锌含量也有较好的储备。婴儿期每日需锌3mg。母乳中锌含量相对不足，4～5月龄婴儿亦需要补充婴儿配方食品及肝泥和蛋黄等富含锌的辅食。幼儿期可进食蛤贝类、动物肝脏、蘑菇、坚果、豆类、肉类和蛋等，以满足机体对锌的需求。《中国居民膳食营养素参考摄入量》建议6月龄内婴儿锌的RNI为2.0mg/d，6～12月龄以上婴儿锌的RNI为3.5mg/d，1～3岁幼儿锌的RNI为4.0mg/d。

（四）碘

人体虽然对碘的需要量较小，但食物或饮水中缺碘可致甲状腺激素合成障碍，影响体格生长和脑的发育。婴幼儿期缺碘可引起甲状腺功能低下、智力低下和体格生长发育迟缓等。《中国居民膳食营养素参考摄入量》建议 6 月龄内婴儿碘的 AI 为 85μg/d，6～12 月龄以上婴儿碘的 AI 为 115μg/d，1～3 岁幼儿碘的 RNI 为 90μg/d。

六、维　生　素

维生素与婴幼儿生长发育密切相关。母乳中的维生素受乳母的营养状态和膳食的影响。因此，乳母需要均衡的膳食以满足婴儿生长发育的需求。4 月龄以上婴儿需要添加维生素含量丰富的辅食。其中最为重要的有以下几种。

（一）维生素 A

婴幼儿期维生素 A 缺乏会引起婴幼儿生长发育迟缓、抵抗力下降、上皮组织角化、眼干燥症和夜盲症等，过量摄入维生素 A 时也会引起呕吐、腹泻、头痛、昏睡和皮疹等。多见于 1 周岁以上的幼儿。因此，婴幼儿期应添加鱼肝油、动物肝脏、蛋黄、蔬菜和水果等维生素 A 含量丰富的食物。

（二）维生素 D

维生素 D 可以提高机体对钙、磷的吸收，促进骨骼钙化，对婴幼儿的生长发育十分重要。当围生期婴幼儿维生素 D 摄入不足、生长过快或缺乏紫外线照射时，会造成维生素 D 缺乏性佝偻病。母乳和牛乳中维生素 D 含量均较低，出生后 2 周至 2 岁应补充维生素 D 制剂。婴幼儿应摄入海鱼、动物肝脏、蛋黄和瘦肉等膳食，多晒太阳，预防维生素 D 缺乏。《中国居民膳食营养素参考摄入量》建议 1～3 岁幼儿维生素 D 的 AI 或 RNI 为 10μg/d（400IU/d）。

（三）其他

与婴幼儿生长发育相关的维生素还有维生素 C、维生素 E、维生素 K

和 B 族维生素。早产儿和低出生体重儿容易出现维生素 E 缺乏，从而引起溶血性贫血、血小板增加和硬肿症，因此应注意及时补充维生素 E。母乳喂养新生儿较人工喂养儿更易出现维生素 K 缺乏，乳母膳食中应补充绿叶蔬菜、肝脏、蛋、奶、豆类及肉类，防止新生儿颅内出血。纯母乳喂养儿应补充橙汁、猕猴桃、鲜枣、番茄和深绿色蔬菜等富含维生素 C 的食物。

婴幼儿维生素参考摄入量见表 12-2。

表 12-2　婴幼儿脂溶性维生素和水溶性维生素的每日参考摄入量（AI/RNI）

维生素	AI/RNI	年龄（岁）		
		0～0.5	0.5～1	1～3
维生素 A（μg RAE）	RNI	300（AI）	350（AI）	310
维生素 D（μg）	RNI	10（AI）	10（AI）	10
维生素 B$_1$（mg）	RNI	0.1（AI）	0.3（AI）	0.6
维生素 B$_2$（mg）	RNI	0.4（AI）	0.5（AI）	0.6
烟酸（mg NE）	RNI	2（AI）	3（AI）	6
叶酸（μg DFE）	RNI	65（AI）	100（AI）	160
维生素 C（mg）	RNI	40（AI）	40（AI）	40
维生素 B$_6$（mg）	RNI	0.2（AI）	0.4（AI）	0.6
维生素 B$_{12}$（μg）	RNI	0.3（AI）	0.6（AI）	1.0
维生素 E（mg α-TE）	AI	3	4	6
维生素 K（μg）	AI	2	10	30
泛酸（mg）	AI	1.7	1.9	2.1
生物素（μg）	AI	5	9	17
胆碱（mg）	AI	120	150	200

资料来源：《中国居民膳食营养素参考摄入量》

七、水

水是体液的主要成分，参与机体所有的新陈代谢和体温调节活动，对维持人体内外环境的恒定起着关键作用。婴幼儿新陈代谢旺盛，对水的需要量较大。婴儿每日需 150ml/kg。

第二节　大于 6 月龄婴幼儿的喂养

母乳是婴儿最理想的天然食物。研究表明，母乳喂养对婴幼儿体格与智力发育、气质培养和疾病预防等方面均具有促进作用，尤其对早产儿的影响较大。但 6 个月以后乳母平均每天的泌乳量和乳汁的营养成分逐渐下降，无法完全满足婴幼儿日益增长的营养需求。因此，应坚持纯母乳喂养 6 个月，6 个月以上婴儿应给予营养充足和安全的补充食品，同时继续母乳喂养至 2 岁或 2 岁以上。一般 7～9 月龄婴儿需母乳量为每日 600～800ml，每天应保证母乳喂养不少于 4 次；10～12 月龄婴儿需母乳量为每日 600ml 左右，每天应母乳喂养 4 次；13～24 月龄幼儿需母乳量为每日 500ml 左右。

一、食 物 转 换

婴儿食物转换过程是指培养婴儿对其他食物的兴趣，让其逐渐适应各种食物的味道，并培养其自行进食能力及良好的饮食习惯，最终顺利完成进食由乳类为主的食物过渡到进食由固体为主的食物的过程。转乳期是指随着生长发育的需求，4～6 月龄婴儿逐渐减少哺乳次数而合理添加辅食的过程。

（一）不同喂养方式的食物转换

母乳喂养儿的食物转换问题主要是指帮助婴儿逐渐用配方奶粉或动物奶等代乳品完全替代母乳，同时引入其他食物。混合喂养和人工喂养婴儿的食物转换是逐渐引入其他食物。

（二）转乳期食物（辅食）

转乳期食物是指除母乳或代乳品以外，为过渡到成人固体食物所添加的富含能量和各种营养素的半固体食物（表 12-3）。

表 12-3　辅食

月龄	食物性状	训练功能	辅食	餐数		进食技能
				主餐	辅餐	
4～6	泥状食物	吞咽	含铁配方米粉、配方奶粉、蛋黄、菜泥、水果泥	6次奶（断夜间奶）	逐渐加至一次	用勺喂
7～9	末状食物	咬、咀嚼	粥、烂面、烤馒头片、饼干、鱼泥、豆腐、全蛋、肝泥、肉末、水果	4次奶	一餐饭、一次水果	学用杯
10～12	碎食物	咀嚼后的吞咽	厚粥、软饭、面条、馒头、全蛋、鱼肉、碎肉、碎菜、豆制品、带馅食品、水果等	3次奶	2～3餐饭、1次水果	抓食、断奶瓶、自用勺

1. 辅食添加时间　一般纯母乳喂养婴儿于4～6月龄开始添加辅食。但因婴儿个体而异，主要视婴儿体格生长、神经发育及摄食技能、社交技能等方面而定。大致满足以下条件：①婴儿体重增长已达出生时的2倍；②婴儿吃完250ml奶后不足4小时又饿了；③婴儿在24小时内能吃完1000ml或1000ml以上的奶；④婴儿能保持姿势稳定，控制躯干运动、扶坐和用勺进食等。

2. 辅食添加原则　引入食物的质和量应循序渐进。首先选择的食物应易于婴儿消化吸收，不易发生过敏，且能满足其生长发育的需要。

（1）从少到多：哺乳前给予婴儿少量含强化铁的米粉，逐渐增加，用勺进食，6～7月龄以后可代替一餐奶量。

（2）从一种到多种：单一食物引入，如无过敏，5～7天后可引入另一种食物。

（3）从细到粗：从泥状逐渐过渡到碎末状，可帮助婴儿练习咀嚼功能，增加食物的能量密度。

（4）从软到硬：食物质地开始为汁或泥，以利于吞咽。随着月龄的增长，逐渐增加食物的硬度，逐渐过渡到固体食物，以促进婴儿牙齿萌出和咀嚼功能形成。

（5）天气炎热和婴儿患病时应暂停引入新食物。

3. 辅食添加注意事项

（1）可在进食辅食后再饮奶，逐渐形成一餐辅食代替一餐奶。

（2）婴儿期辅食应清淡、无盐、少糖和油，不食用蜂蜜水或糖水。

（3）注意进食技能和良好饮食习惯的早期培养，既可增加婴儿进食的兴趣，又可锻炼婴儿的手眼协调能力。

（4）可借助营养分析软件，为制订合理饮食计划提供参考。

二、7～24 月龄婴幼儿膳食指导

对于 7～24 月龄婴幼儿，母乳仍是重要的营养来源，但单一的母乳喂养已经不能完全满足其对能量以及营养素的需求，必须引入其他营养丰富的食物。故针对我国 7～24 月龄婴幼儿营养和喂养的需求，提出 7～24 月龄的喂养指南，推荐以下 6 条：

（1）继续母乳喂养，满 6 月龄起添加辅食。

（2）从富含铁的泥糊状食物开始，逐步添加达到食物多样。

（3）提倡顺应喂养，鼓励但不强迫进食。

（4）辅食不加调味品，尽量减少糖和盐的摄入。

（5）注重饮食卫生和进食安全。

（6）定期监测体格指标，追求健康生长。

（一）7～9 月龄婴儿膳食指导

7～9 月龄婴儿膳食指导见表 12-4。

表 12-4　7～9 月龄婴儿膳食

分类	膳食需求
食物性状	末状食物
餐次	4～5 次奶，1～2 餐谷类食物
乳类	● 母乳 ● 4～5 次/日，奶量 600～800ml/d
谷类	强化铁的米粉过渡到稠粥或面条，每日 30～50g
蔬菜、水果类	每日碎菜 25～50g，水果 20～30g
肉类	开始添加肉泥、肝泥、动物血等动物性食品
蛋类	蛋黄，每日自 1/4 个逐渐增加至 1 个
喂养技术	可坐在一高椅子上与成人共进餐，开始学习用手自我喂食。可让婴儿手拿"条状"或"指状"食物，学习咀嚼

注：引入的食物不应影响总奶量；食物清淡，无盐，少糖、油；不食用蜂蜜水或糖水，不喝果汁

（二）10～12 月龄婴儿膳食指导

10～12 月龄婴儿膳食指导见表 12-5 和表 12-6。

表 12-5　10～12 月龄婴儿膳食

分类	膳食需求
食物性状	碎状、丁块状、指状食物
餐次	2～4 次奶，2～3 餐其他食物
乳类	● 母乳 ● 2～4 次/日，奶量 600ml/d
谷类	稠粥、软饭，面食或粗粮面包，每日约 50g
蔬菜、水果类	每日碎菜 50～100g，水果 50g
肉类	添加动物肝脏、动物血、鱼虾、鸡鸭肉、红肉（猪肉、牛肉等），每日 25～50g
蛋类	由蛋黄逐步过渡到 1 个鸡蛋
喂养技术	学习自己用勺进食；用杯子喝奶；每日和成人同桌进餐 1～2 次

表 12-6　10～12 月龄婴儿一日参考食谱

	时间点	参考膳食
上午	07：00	母乳 200ml
	09：00	蛋黄或全蛋＋果泥
中午	12：00	鸡肝面条 1 小碗，碎菜 25～30g
下午	15：00	母乳或配方奶 200ml
	16：00	果泥或菜泥 25～50g
晚上	18：00	杂粮粥 1 小碗，菜泥 25g，鱼泥 15～20g
	21：00	母乳或配方奶 200ml

（三）13～24 月龄幼儿膳食指导

1. 幼儿膳食特点

（1）体格生长速度减慢：食物摄取量减少，幼儿体格发育逐渐平稳，进食相对恒定，较婴儿期旺盛的食欲略有下降，而且波动较大。

（2）心理需求发生转变：幼儿期神经心理发育迅速，对周围世界充满好奇心，进食时表现出强烈的自我进食欲望和探索性行为。幼儿也有准确判断能量摄入、调节进食能力，可以通过自行选择食物种类和量达到膳食平衡。

（3）家庭成员进食习惯的影响：家庭成员进食行为和对食物的反应可作为幼儿的榜样。由于学习的作用，幼儿期形成的进食习惯会影响其以后的饮食行为。

（4）进食技能的培养：幼儿的进食技能发育状况与婴儿期的训练有关。如果长期食物过细，错过吞咽和咀嚼训练的关键期，幼儿表现出不愿进食固体食物。

2. 幼儿膳食安排

（1）营养齐全，搭配合理：幼儿膳食蛋白质、脂肪和碳水化合物的比例接近 1∶1∶（4～5）。蛋白质量每日 40g 左右，优质蛋白质（动物蛋白和豆类蛋白）的量应占总蛋白质量的 1/2。每日膳食参考量为粮谷类 50～100g，约 500ml 母乳，1 个鸡蛋加畜禽肉、水产品 50～75g，蔬菜、水果类 150～250g，植物油 10～15g，盐 0～1.5g。每周食谱中应安排一次动物肝和血，至少一次海产品，以补充视黄醇、铁、锌和碘。应注意膳食多样化，达到均衡营养的目的。提倡自然食品、均衡膳食，幼儿应进食体积适宜、质地稍软、少盐易消化的家常食物，避免给幼儿吃油炸食品，少吃快餐，少喝甜饮料（包括乳酸饮料）。

（2）合理加工与烹调：幼儿的食物应单独制作，质地以碎、软、烂为主，避免刺激性强和油腻的食物。食物内容简单和富含营养，烹调时应注意色、香、味、形俱全，促进幼儿食欲。尽量少用煎炸的烹调方式，以蒸煮为宜。加工烹调时应尽量减少营养素的损失，如蔬菜应整棵清洗，洗后再切，以减少维生素 C 的丢失和破坏；淘米的次数及用水量不宜多，以免减少 B 族维生素和无机盐的丢失。烹调时不宜添加味精等调味品。

（3）合理膳食制度和饮食习惯：幼儿膳食餐次安排要合理，1～2岁以 5～6 餐为宜；2～3 岁以 4～5 餐为宜，即三餐两点制，每餐间隔 3～3.5 小时。营造安静、舒适的进餐环境；场所固定，有幼儿专用桌椅和餐具；就餐时避免看电视和责备或打骂幼儿，家庭成员为幼儿进食树立榜样；注意幼儿进食技能的培养，从喂食、抓食过渡到独立进食；每餐进食时间控制在 30 分钟内；同时注意饮食卫生，餐前、便后养成洗手的习惯，少吃生冷食物。

第十三章　促进母乳喂养成功的中医适宜技术

一、从中医角度认识乳汁分泌

1. 乳汁与脾胃　缺乳病名始见于隋代的《诸病源候论》,《诸病源候论·产后乳无汁候》曰:"妇人手太阳少阴之脉,下为月水,上为乳汁。妊娠之人,月水不通,初以养胎,既产则水血俱下,津液暴竭,经血不足者,故无乳汁也。"明代李时珍云:"乳乃阴血所化,生于脾胃,摄于冲任。未受孕则下为月水,既受孕则留而养胎,已产则赤变为白,上为乳汁。"中医学认为,脾为后天之本,化生气血,并转化为乳汁,脾胃虚弱,则气血无以转化,必然乳少;而产后进补,进食肥甘厚腻之食,因脾虚,无法化生乳汁,易致痰湿中阻,脾胃运化失常,体胖无乳。

2. 乳汁与肝　《儒门事亲》曰:"或因啼哭悲怒郁结,气溢闭塞,以致乳脉不行。"《胎产秘书·乳汁不通》曰:"盖妇人多忧思忿怒,忧思则气结而血亦结,忿怒则气逆而血亦逆,甚至乳硬管塞,胁痛烦热。"中医认为,肝藏血,主疏泄,调节情志,若产妇因产后情绪不畅,肝气郁结,肝失条达,则乳汁运行不畅,或乳少,或淤结,因而肝在乳汁运行中起着重要的作用。

3. 乳汁与肾　宋代陈自明《妇人大全良方》曰:"妇人乳汁,乃气血所化,若元气虚弱,则乳汁短少。"肾为先天之本,若产妇先天不足,则肾精匮乏,精血同源,则乳汁无气血转化之源,则为先天乳少。《儒门事亲》曰:"本生无乳者不治。"

二、乳汁淤积和乳腺炎

初乳形成早期,乳房渐充盈,若早期婴儿未进行吸吮,母亲缺乏经验未排空乳房导致乳房胀痛明显,可导致回奶,而后即出现无乳汁或是乳汁少的情况。因此除了母亲自行观察外,产科的医护人员应对母亲进行健康宣教,让母亲充分了解哺乳的生理过程,这是母亲哺乳成功的关键因素之一。一旦错过早期开奶时机，回奶后就很难成功过渡到纯母乳喂养。

进入哺乳期一般 2～3 小时哺乳 1 次，若乳房充盈，出现胀痛，而婴儿未及时吸吮，或处于睡眠状态，母亲应及时用吸乳器或手将乳房排空，既可预防乳胀疼痛，同时刺激泌乳，保证乳汁持续分泌，如果乳房胀痛明显，未及时排空，易导致乳汁淤积，甚至乳腺炎或回奶。

乳汁淤积的临床表现：乳房局部肿胀、疼痛，婴儿吸吮或是吸乳器排乳后仍有硬结，但皮温未见明显升高，无红晕，硬结处乳汁排出不畅，甚至无法排出。乳汁淤积如未重视，任其发展，局部皮温则慢慢升高，疼痛加剧，伴发热，甚则寒战，未及时处理或处理不当，易导致化脓溃烂。哺乳期是女性的一个特殊时期，如遇外感风寒，寒凝经脉，也易诱发急性乳腺炎的发生，因而如果哺乳期感冒，应时刻关注乳腺状况，及时排空乳房，预防乳腺炎的发生。

母亲在哺乳期应通过乳房的全面触诊，从乳房的外上象限、外下象限、内下象限、内上象限依次触摸，感受乳房的柔软度，看是否有小乳结，或是触碰疼痛的位置，一般较大的硬结容易发现，小乳结易被忽视，从而逐渐范围变大变硬，引起严重的乳汁淤积；用手背感受乳房疼痛部位的温度与周围正常区域进行比较，感知是否有皮温升高的现象，若有升高，或出现红肿，可以初步判断乳腺炎。及早发现，早期干预，避免乳汁淤积加重而诱发乳腺炎。

（一）预防乳房肿胀的常用穴位

根据经络理论，经脉所过，主治所及，因而乳房肿胀的取穴可取与之相关的经脉，同时可参考邻近穴位，取穴原则：疏肝理气，活血通络。

常用取穴：肩井穴、膻中穴、乳根穴、合谷穴、太冲穴。在哺乳前或乳房胀满疼痛不适时，每穴点按 2 分钟，帮助乳腺疏通，乳汁泌出顺畅。

肩井穴：归属足少阳胆经，位于肩上，大椎穴（第 7 颈椎棘突下）与肩峰连线的中点（图 13-1）。具有疏肝利胆，散结通乳的作用。在乳腺疾病中，主要用于乳痈、乳汁不下、乳癖等。

膻中穴：归属任脉，位于前正中线上，与两乳头连线的交点处，平第 4 肋间隙。中医讲，全身之气会于膻中穴，同时又是心包经的募穴，具有行气活血通乳的作用。可用于产后乳少、乳痈、乳癖等乳腺疾病。

　　乳根穴：归属足阳明胃经，位于第 5 肋间隙，当乳头直下，前正中线旁开 4 寸 [a]。其为邻近取穴，具有最直接的通乳效果（图 13-2）。

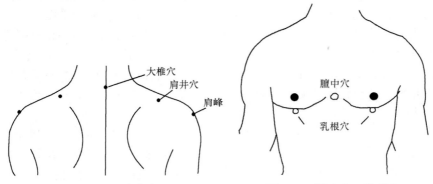

图 13-1　肩井穴　　　　　　　　　图 13-2　膻中穴、乳根穴

　　合谷穴和太冲穴：为经络腧穴中的"四关穴"，两穴同用，俗称"开四关"，具有显著的疏肝理气的作用。哺乳期的母亲常受情绪困扰，影响乳汁分泌，这组穴位可作为常规配穴，辅助通乳。合谷穴为手阳明大肠经的合穴，位于手背，第 1、2 掌骨之间，当第 2 掌骨桡侧的中点处（图 13-3）。太冲穴为足厥阴肝经的原穴，在第 1、2 跖骨结合部之前凹陷中（图 13-4）。

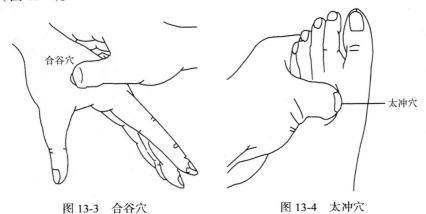

图 13-3　合谷穴　　　　　　　　　图 13-4　太冲穴

---

a. 1 寸 = 3.33 厘米

（二）乳汁淤积的疏通方法

1. 热敷　热敷是乳汁淤积的首选疏通方法。但是，用温度极高的热毛巾或是热水袋去敷会有风险，特别是乳头区域堵塞时，用这种方法热敷，常造成乳头肿胀加重，甚至直接导致全乳房堵塞，乳汁难以排出。因为热胀冷缩，当乳腺导管不通畅的情况下，过高的温度会导致未堵塞的部分乳腺导管过分充盈，而乳头部未通，大量的乳汁把乳腺导管撑大，甚至导致乳腺深部毛细血管破裂，造成严重的炎症和血肿，继而发展为乳腺炎，甚至化脓破溃。一般热敷的温度以 60～70℃ 为宜，以"温通"为主，不宜温度过高。

2. 手法疏通　无论哪种情况的乳结，第一步，先疏通乳头、乳晕，只有乳头通畅，淤积的乳汁才能从乳腺孔顺利排出；第二步，在局部乳结处按摩，一般垂直于乳腺导管的方向弹拨或是揉结块，手法宜均匀柔和，切忌暴力，当乳结较大时，可分成小区域进行；第三步，沿着乳腺导管的方向将淤积处的乳汁向乳头方向推，在乳晕处挤压出奶。如果乳结较硬，可以配合上述基础穴位按摩后再进行挤奶。

（三）乳腺炎的中医治疗方法

1. 中医外治法　如意金黄散清热解毒，消肿止痛，用醋或是蜂蜜调成糊状，敷于患处；中药芒硝具有软坚散结、消肿疗疮的作用，捣碎并用纱布外包敷于患处，芒硝有小毒，敷完及时清洁乳房后方可哺乳。

2. 中药内服法　以"疏肝理气，清热解毒，散结消肿"为原则，笔者总结的通乳方如下：金银花、连翘、蒲公英、路路通、乳香、没药、漏芦、青皮、赤芍、白芍等。高热者，可加淡竹叶、紫花地丁；有脓者可加鱼腥草、败酱草、桔梗；气血亏虚者，可加黄芪、白术、川芎。中医讲究望、闻、问、切，具体方药剂量因人而异，应遵循医嘱。

3. 针灸配合手法通乳　以"疏肝理气，散结通乳"为原则，针灸取穴在局部患处用围刺法，每次 30 分钟。针后配合手法通乳。此方法可用于乳腺炎初起及化脓早期，但要由专业医务人员操作。

三、乳 汁 过 少

乳汁过少主要表现为产后乳房无胀感，乳汁分泌稀少甚至无乳汁分泌，也有部分母亲因为种种原因未及时排乳，导致回奶或乳汁淤积，肿块导致乳汁分泌减少或排出困难。

1. 乳汁过少的中医证型　主要有三种：气血虚弱型、肝郁气滞型、痰浊阻滞型。

（1）气血虚弱型表现为产后乳少或无乳，乳汁稀薄，乳房柔软不胀，疲乏、无力，舌质淡、苔薄，脉细弱。

（2）肝郁气滞型表现为乳少或无乳，烦躁易怒，或情志抑郁，或伴有胸胁胀痛，舌红苔黄，脉弦。

（3）痰浊阻滞型表现为形体肥胖，摄入食物多，乳少，舌体淡胖、苔厚腻，脉细。

乳少有虚实之分，大部分人认为，乳少皆是气血亏虚所致，从而大量地进补，但部分人难收其效。产后许多母亲存在心理上的抑郁和焦虑，这也是导致乳汁分泌少的重要原因，这类型的乳少，应用过心理疏导，可配合中药或针灸疏肝理气来通乳。还有部分母亲大量的进补，自身体重不断增加，但乳汁仍分泌不足。这些母亲通常脾胃虚弱，大量肥甘厚腻导致痰浊阻滞，加重脾胃运化失常，不转化为乳汁，导致乳少，可通过中药或针灸的方法，建立转化通道，帮助消化吸收食物化生乳汁。

2. 乳汁过少的中医穴位保健

（1）气血亏虚型：除常用的肩井穴、膻中穴、乳根穴、合谷穴和太冲穴外，加用少泽穴、足三里穴。

少泽穴：归属手太阳小肠经，位于手小指末节尺侧，距指甲角 0.1寸（图 13-5）。少泽穴是通乳、增加奶量的经验穴。

足三里穴：归属足阳明胃经，位于小腿前外侧，当犊鼻穴（髌骨和髌韧带外侧凹陷中）下 3 寸，距胫骨前缘一横指（中指）（图 13-6）。足三里穴具有调理脾胃、补益气血的作用，气血为乳汁化生之源，因而有明显的催乳、通乳作用。

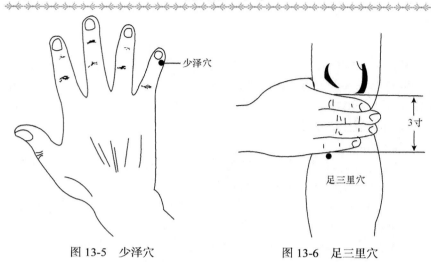

图 13-5　少泽穴　　　　　　　图 13-6　足三里穴

（2）肝郁气滞型：除常用的肩井穴、膻中穴、乳根穴、合谷穴和太冲穴外，加用期门穴。

期门穴：归属足厥阴肝经，肝经募穴，位于胸部，乳头直下，第 6 肋与第 7 肋间隙，前正中线旁开 4 寸（图 13-7）。期门穴具有疏肝理气、消痈散结通乳之功效。

（3）痰浊阻滞型：除常用的肩井穴、膻中穴、乳根穴、合谷穴和太冲穴外，加用中脘穴、丰隆穴。

中脘穴：归属任脉，在上腹部，前正中线上，当脐中上 4 寸（图 13-8）。中脘穴具有化痰祛湿通络的功效，可用于痰浊阻滞型乳少。

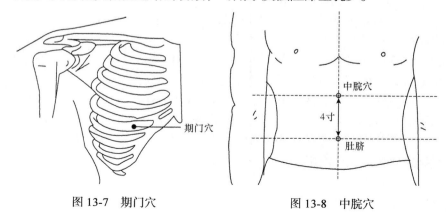

图 13-7　期门穴　　　　　　图 13-8　中脘穴

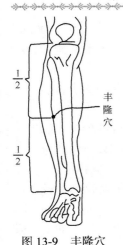

图 13-9 丰隆穴

丰隆穴：归属足阳明胃经，在小腿前外侧，当外踝尖上 8 寸，条口穴外，距胫骨前缘两横指（图13-9）。丰隆穴具有化痰利湿的作用，可用于痰浊阻滞型乳少。

3. 乳汁过少的中药内服方

（1）气血虚弱型：益气补血下乳。方用通乳丹，具体处方：人参、黄芪、当归、麦冬、木通、桔梗、猪蹄。

（2）肝郁气滞型：疏肝解郁，通络下乳。方用下乳涌泉散，具体处方：当归、白芍、川芎、生地黄、柴胡、青皮、天花粉、漏芦、通草、桔梗、白芷、王不留行、甘草。

（3）痰浊阻滞型：健脾化痰通乳。方用苍附导痰丸合漏芦散，具体处方：苍术、香附、陈皮、枳壳、茯苓、胆南星、半夏、甘草、漏芦、蛇蜕、瓜蒌。

4. 乳汁过少的食疗方

（1）赤小豆排骨汤：赤小豆 30g，排骨 500g，加水 1000ml 熬成浓汤 1 碗，饮用。《本草纲目》中提到赤小豆有"治难产，下胞衣，通乳汁"的功效，可治疗乳少和乳汁不下。赤小豆配合排骨熬汤有补气血下乳的作用。

（2）通草鲫鱼汤：通草 6g，鲫鱼 500g，鲫鱼先放入平底锅煎，再加入 1000ml 水和通草，熬成浓汤 1 碗饮用。通草有利水消肿、通乳，配合鲫鱼健脾胃下乳的作用。

墨鱼猪蹄汤：墨鱼 150g，猪蹄 1 只，放入砂锅煲汤饮用。墨鱼和猪蹄富含蛋白质、脂肪、微量元素，适合产后气血虚弱的女性，有助于补气血和化生乳汁。

（3）药膳乌鸡汤：乌鸡 1 只，当归 10g，王不留行 10g，枸杞 15g，放入砂锅中煲汤饮。当归补血活血，王不留行活血通乳，枸杞滋阴补肾，乌鸡为滋补养身之佳品，合而为用，可补肾活血、养血通乳。

（4）红菇炖鸡：红菇 50g，公鸡 1 只，放入砂锅中煲汤饮。红菇温中、益气、补虚、养颜，富含蛋白质、矿物质、碳水化合物、维生素等，适合产后体虚乳少的女性食用。

（5）木瓜花生大枣羹：木瓜 1 个，花生 150g，大枣 5 枚，加水 1000ml，煲羹饮。木瓜有明显的下奶功效，花生健脾开胃通乳，大枣补血，合用能明显增加乳汁量。

（6）桂圆红枣炖鸡蛋：桂圆干 10g，红枣 5 枚，鸡蛋 2 个，加入冰糖少许，隔水炖，可健脾益气、补血催乳。

（7）豆腐红糖水：豆腐 4 块，红糖 50g，加水，待红糖溶解后加入米酒 50ml 熬汤。豆腐含蛋白质、脂肪、烟酸、维生素 B，有宽中益气，消胀利水的功能，红糖含钙、铁、胡萝卜素、核黄素、烟酸等成分，特别是铁为造血的重要原料。米酒可散瘀活血。豆腐红糖水是辅助补气血催乳的一组良方。

（8）红枣山药小米粥：山药 30g，小米 50g，红枣 3 枚，加水适量熬粥，具有健脾胃和补血下乳的功效。

（9）枸杞鲈鱼汤：枸杞 15g，鲈鱼 500g，鲈鱼先放入平底锅煎，加入姜、米酒适量，加水 1000ml，放入枸杞，熬成浓汤 1 碗。枸杞鲈鱼汤具有滋阴补肾下奶的功效。

四、漏　乳

哺乳过程中，有时会出现婴儿未吸吮而乳汁自行流出的情况，此时乳房无胀感。这种情况并不是母亲无乳，而是乳汁分泌但无法充分储存在乳腺中，乳汁产生后便自行流出，也导致无法供应婴儿的需求。中医上，这种情况称为"漏乳"。

1. 漏乳的中医证型　《景岳全书·妇人规》曰："产后乳自出，乃阳明胃气之不固，当分有火无火而治之。无火而泄不止，由气虚也，宜八珍汤、十全大补汤；若阳明血热而溢者，宜保阴煎或四君子汤加栀子；若肝经怒火上冲，乳胀而溢者，宜加减一阴煎。"因而，漏乳在中医上主要分为两种类型：气虚失摄型和肝经郁热型。

（1）气虚失摄型：产后乳汁自行漏出，量少，乳房无胀感，乏力，舌淡苔薄白，脉细弱。治疗以固本培元，益气摄乳为原则。

（2）肝经郁热型：产后乳房胀痛，乳汁自出，烦躁易怒或情志抑郁，舌红苔薄黄，脉弦数。治疗以疏肝理气，清热摄乳为原则。

2. 漏乳的中医穴位保健

（1）气虚失摄型取穴：气海穴、关元穴、足三里穴。用艾条温和灸：每穴 15 分钟，每日 1 次。

气海穴：在下腹部，前正中线上，当脐中下 1.5 寸。具有益气固摄的作用。

关元穴：在下腹部，前正中线上，当脐中下 3 寸。具有固本培元的作用（图 13-10）。

（2）肝经郁热型取穴：膻中穴、期门穴、行间穴、合谷穴、太冲穴。每穴按摩 2 分钟，每日 1 次。

行间穴：在足背侧，当第 1、2 趾间，趾蹼缘的后方赤白肉际处（图 13-11）。行间穴具有清泻肝热的作用。

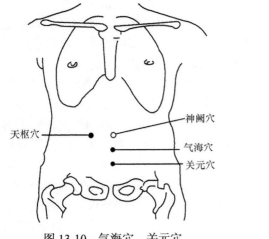

图 13-10　气海穴、关元穴

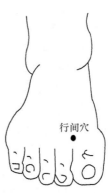

图 13-11　行间穴

3. 漏乳的中药内服方

（1）气虚失摄型：补气益血，佐以固摄。方用补中益气汤加减，具体处方：人参、黄芪、白术、陈皮、升麻、柴胡、当归、芡实、五味子等。

（2）肝经郁热型：疏肝解郁，清热敛乳。方用丹栀逍遥散加减，具体处方：丹参、栀子、白芍、茯苓、白术、薄荷、生牡蛎、生地黄、夏枯草等。

4. 漏乳的食疗方

（1）黄芪当归乌鸡汤：黄芪30g，当归15g，乌鸡1只。放入砂锅中加足量的水，煲汤。黄芪补气，当归补血活血，乌鸡滋阴养血，合而为用，可补益气血，收敛乳汁。

（2）山药芡实红枣粥：山药50g，芡实50g，粳米50g，大枣5枚。放入砂锅中加足量的水，煲粥。山药、芡实都有收敛固摄健脾的作用，红枣补血，此粥可健脾补血摄乳。

五、哺乳与乳腺增生

乳腺增生是女性普遍存在的乳腺问题，多见于25～45岁的女性，增生性的结节易影响乳腺导管的疏通，给哺乳期的女性留下了隐患。因而在备孕前处理好乳腺问题是哺乳成功的关键因素之一。许多医护人员认为，哺乳期后乳腺增生就会得到明显的改善，却不曾思考乳腺增生会引起乳腺导管中的乳汁排出不畅，甚至造成堵奶，诱发乳腺炎。

研究表明，乳腺增生症发生的危险因素如下：初潮年龄、睡眠质量、初产年龄、流产次数、饮食喜好、哺乳方式、体重指数、情志因素等。因而从日常生活的细节去调节，把这些高危因素尽量降到最低。除了初潮年龄不可控，其余都能通过个人生活习惯的改变去调整。通过限制高脂、高热量食物的摄入，控制体重指数，保持作息规律，情志调畅，即保持舒畅的心情和良好的心态，乳腺增生便可以得到很好的控制和改善。母乳喂养对于小儿生长发育起着重要的作用，而乳腺条件是母乳喂养能否成功的关键因素。研究也表明母乳喂养的女性乳腺增生的患病率较低，哺乳和乳腺增生相互影响。

目前，大量的中成药研发出来，广泛应用于乳腺增生症的治疗，如乳癖消、逍遥丸、小金丸、桂枝茯苓胶囊、丹露胶囊、夏枯草口服液等，这些药物对于乳腺增生患者都有一定的治疗作用。而传统中医疗法如针灸、耳穴贴压、穴位贴敷、点穴疗法、刮痧、推拿等也广泛应用于治疗乳腺增生，具有很好的疗效。不管选择什么方式，备孕前的女性对于乳腺增生应予以重视，在孕前让乳腺处于一个最佳的状态，为哺乳做充分的准备。

六、临床案例分析

案例 1：张某，经产妇，足月产，产后 3 天，乳房胀痛、结块，乳汁分泌少，情绪烦躁，易怒，舌红苔黄，脉细弦。诊断：乳汁过少（肝气郁滞，乳汁淤积型）。治则：疏肝理气，行气通乳。嘱患者自行进行以下穴位按摩：膻中穴、乳根穴、合谷穴、太冲穴。每穴 2 分钟，每 3 小时 1 次；穴位按摩后配合手法通乳。1 天后，乳汁渐渐分泌出，3 天后母乳已够供应需求。随访，患者坚持穴位按摩和手法疏通，哺乳期未再出现乳房结块、乳汁淤积等情况，哺乳顺利。

案例 2：李某，初产妇，孕 32^{+1} 周，早产，产后 1 个月乳汁少，小儿生长慢，产妇素体肥胖，肢体稍有水肿，自述进食大量的鱼肉、汤水，乳汁仍分泌不足，舌体淡胖，苔白厚，脉细弱。诊断：乳汁过少（脾虚痰湿中阻型）。治则：健脾化痰，祛湿通乳。针灸取穴：肩井穴、膻中穴、乳根穴、期门穴、中脘穴、丰隆穴、阴陵泉穴、三阴交穴、合谷穴、太冲穴。隔日 1 次，每次 30 分钟，10 次为 1 个疗程。治疗 1 个疗程后患者自诉乳汁充足，体检生长发育达标。产假结束上班后，乳汁再次减少，于门诊再行针灸治疗，治疗 1 次，患者自诉维持 3 天母乳充足，该患者于哺乳期定期门诊治疗，维持母乳喂养。

案例 3：程某，初产妇，乳汁过多，2 小时双侧乳房可挤出近 600ml 母乳，乳房结块，红肿，伴发热，形体消瘦，舌尖红苔薄白，脉细。诊断：乳腺炎（乳汁淤积型）。治则：疏肝理气，退热消肿。针灸取穴：乳根穴、膻中穴、肩井穴、合谷穴、太冲穴、曲池穴、内庭穴，局部肿块围刺。每日 1 次，针刺 30 分钟后配合手法疏通，连续治疗 5 天，乳房结块消失，乳汁分泌顺畅。

案例 4：吴某，初产妇，产后未见乳房肿胀，乳汁自溢，自诉防溢乳垫约 90 分钟则湿透必须更换，疲乏无力，动则气短，面色白，舌淡苔薄白，脉细。诊断：漏乳（气虚失摄型）。治则：固本培元，益气摄乳。治疗取穴：膻中穴、气海穴、关元穴、足三里穴、少泽穴。采用针刺疗法，关元穴、气海穴用温针灸，每日 1 次，治疗 10 次后，乳汁充足，漏乳明显缓解，乏力气短症状消失。

第十四章　离乳指导

世界卫生组织指出，母乳是婴幼儿最好的食物，建议婴儿纯母乳喂养至出生6个月，6个月后开始添加辅食，并继续母乳喂养到2岁或更长时间。尽管母乳是很好的食物，但总有离乳的时候，掌握正确的离乳技巧、选择良好的离乳时机，让幼儿良好地度过离乳期，对幼儿的身心发展具有重要的作用。

一、离乳的时间

从时间上来说，婴儿出生头6个月纯母乳喂养可以满足婴儿全部的营养需求，而后采用母乳加辅食混合喂养的方式，之后辅食的量慢慢取代母乳，就算离乳成功。建议幼儿在2岁时开始离乳，不宜太迟。离乳一般选择春末或秋初，这个季节幼儿不易生病。夏季离乳容易诱发消化不良、腹泻等消化系统疾病；冬季离乳容易患感冒等呼吸道疾病。离乳前应确认幼儿身体没有任何疾病或不舒服，如果幼儿有不舒服应取消离乳计划。

二、离乳的方法与技巧

（一）顺序渐进，自然过渡

离乳的时间和方式取决于诸多因素。每个母亲和幼儿对离乳都有不同的感受，如果已经做好充分的准备，幼儿也可以适应，离乳的时机便成熟了。离乳要循序渐进，不可以突然离乳。开始时可以逐渐增加辅食的次数和量，减少哺乳的次数；然后先断夜奶及睡前奶，在睡前让幼儿吃辅食或配方奶粉，让幼儿没有饥饿感，对母乳的需求量逐渐减少，夜间因饿醒来的次数减少，也能逐渐断夜奶。如果母亲上班，则哺乳次数明显减少，奶量也随之减少，自然就离乳成功。

（二）减少对母亲的依赖

离乳前应有意识地减少幼儿和母亲相处的时间，可以增加父亲照顾的时间，给幼儿一个心理上的适应过程，让幼儿明白父亲一样也可以照顾他，逐渐减少对母亲的依赖。

（三）培养幼儿良好的习惯

在离乳前后，母亲可以多抱抱幼儿，多给他一些爱抚，但对于幼儿的无理要求不要轻易迁就。

三、离乳的注意事项

（1）离乳前要给幼儿做好过渡准备，逐渐添加辅食，原则是由少到多，由一种到多种，由细到粗，由稀到稠，培养孩子进食各种食物，保证孩子离乳后的营养需求。

（2）开始时每日逐渐减少哺乳次数，以其他辅食代替，在 1～2 周内完全离乳。不可在乳头上涂辣椒水、黄连水等强行离乳，这会对幼儿的心理和精神产生不良影响，如食欲减退、消化功能紊乱、营养平衡失调等。另外，离乳要果断，争取一次成功，避免反复，使幼儿无所适从。

（3）母亲在离乳期间，乳房可能出现肿胀，应减少对乳房、乳头的刺激，减少吸吮。在饮食中停止饮用猪蹄汤、鱼汤、木瓜汤、鸡汤等催乳汤水，减少高蛋白质和水的摄入量，以减少乳汁的分泌。感到乳胀时，可挤出少量乳汁，不要过度挤奶，以免刺激乳汁分泌过多，还可以用冷水袋冷敷乳房减轻不适。

（4）离乳后继续给予幼儿配方奶粉或牛奶。牛奶中不仅钙含量高，而且含有较丰富的蛋白质和乳糖等营养物质，有利于幼儿生长，有条件者应终身饮用牛奶。

第三篇

母乳喂养的常见问题

第十五章　母　亲　问　题

第一节　正常母亲在母乳喂养中的常见问题

一、母亲怎样才能知道婴儿是否得到足够的乳汁

（一）从母亲方面看

（1）哺乳前有明显的乳胀感或乳汁自然流出。

（2）哺乳时有下奶感，随着婴儿吸吮可听到连续吞咽声，甚至乳汁从婴儿口角流出。

（二）从婴儿方面看

（1）每天有 6 片以上湿尿布。

（2）身长和头围有增长。

（3）婴儿有软的大便。

（4）在一天的某些时段婴儿是警醒的和饱足的。

（5）体重有至少 600g/月的增加，婴儿有良好的肤色和肌张力。

如果出现以上情况就表示婴儿获得了足够的乳汁。

二、母亲如何增加泌乳量

（一）母婴同室

使母婴每天 24 小时待在一起，让母亲能随时看见婴儿的脸部、听到孩子的哭声，这些都能促使喷乳反射的产生，有助于促进乳汁分泌。

（二）休息、摄取足够营养

母亲保证足够的睡眠休息时间，摄取足够合理平衡的营养物质，可使乳汁分泌更多。

（三）增加对乳头的刺激

这是最有效的方法。乳汁的产生是通过泌乳反射来完成的。当婴儿吸吮乳头时，刺激乳头及乳晕上的感觉神经末梢，信息传递到垂体前叶，引起催乳素释放，催乳素经血液循环作用于乳腺细胞使之泌乳。加速排奶的方法包括增加喂奶频率至 2～3 小时/次，喂奶次数不少于 8 次/天；婴儿吸吮的次数越多，乳汁分泌越多。要做到这样，母亲可能需要多次叫醒婴儿吸奶。

（四）中药、针灸

一些中药、针灸也可促进乳汁分泌。中草药可用王不留行、玉米须等，也可用中成药。针灸可选膻中穴、乳根穴、天宗穴、少泽穴等穴位。

三、若母亲已停止母乳喂养，如何再泌乳

（一）婴儿频繁、有效地吸吮

婴儿频繁、有效地吸吮，可刺激乳房增加泌乳。近期刚停止母乳喂养的母亲比停止母乳喂养时间较长的母亲更容易再泌乳；如果婴儿仍时不时地吸吮乳房，则泌乳量可能在几天内增加；如果已停止母乳喂养，则可能需要 1～2 周甚至更长时间，才能有乳汁大量分泌；2 月龄以内婴儿的母亲较 6 月龄以上婴儿的母亲再泌乳容易成功，但无论孩子月龄多大，母亲再泌乳都是有可能的。

（二）再泌乳的具体方法

（1）保证母亲有足够的食物摄入量。

（2）推荐有效的"催奶方"，鼓励母亲服用。

（3）让婴儿与母亲在一起保持充分的皮肤接触，并尽可能多地进行母婴间的单独接触。

（4）指导母亲正确的哺乳姿势和含接方法，哺乳时尽量放松；让婴儿更多地吸吮，24 小时内至少 10 次，每次两侧乳房吸吮时间不应少于 30 分钟，如果婴儿愿意还可以更长时间、更多次数，母亲可以每 2 小时哺乳一次，只要婴儿有需要就应当让婴儿吸吮。

（5）乳汁不足的情况下，可以让婴儿吸吮后再用吸乳器继续吸吮 10 分钟。

（6）夜间乳汁分泌较白天多，因此，夜间应让婴儿与母亲在一起，只要婴儿有需求，就应鼓励婴儿频繁地吸吮，这样有利于乳汁分泌的增加。

（7）鼓励母亲与婴儿同步休息。

（8）当母亲泌乳量增加时，可每天逐步减少人工喂养的奶量。

（9）教会母亲如何使用杯子而不用奶瓶来喂养婴儿，更不应该使用安慰奶嘴；如果婴儿拒绝吸"空"乳房，可用乳旁加奶器给婴儿加奶（图 15-1）。

（10）观察婴儿尿量，定期检查婴儿的体重增长情况，以确定孩子是否得到足够的乳汁。

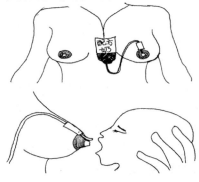

　　尽管经过以上方法促进乳汁分泌，仍有约 5% 的母亲不能分泌足够的乳汁，可能为原发性乳汁不足综合征。妊娠期间乳房无明显变化可能是潜在乳汁不足的重要早期征象。可能的原因有：乳腺发育不良或管状乳房；内分泌和（或）解剖因素；乳房外伤；乳房成形、植入、肿物切除或外伤手术等，这些都可能导致母乳喂养的困难。

图 15-1　乳旁加奶装置

四、乳房疼痛的常见原因

乳房疼痛的常见原因包括乳房肿胀、乳腺导管堵塞和乳腺炎。

乳房肿胀是由于分泌的乳汁量超过婴儿的需求，这可通过采取相关措施避免，如确保在开始母乳喂养时没有延迟、采取有效的体位、不限制母乳喂养模式。减轻乳房肿胀的措施包括按摩、局部热敷、冰袋、药物和增加哺乳频次等。乳房肿胀的早期预防仍然是最关键的。最新的《母乳喂养促进策略指南（2018）》建议：经常不限制的哺乳，包括对受累的乳房延长哺乳，并进行乳房按摩；如果有必要，可采取手法挤奶，避免乳房肿胀发生。通常情况下，如不能缓解乳房胀肿，乳房肿胀的高峰期在产后的第 5～7 天出现。

对乳腺导管堵塞的建议：这种情况通常表现为乳腺小叶局部肿块，母亲无不适、无发热。热敷肿块和向乳晕方向按摩促进清除堵塞物，使乳腺小叶的肿块消退。乳母应持续排出乳房内的乳汁。乳腺导管阻塞与乳腺炎是可以鉴别的，因为患者无全身症状。

五、乳头疼痛的原因

大多数产妇在产后的第 1 周有一些乳头疼痛，但第 2 周应该能消退。持续性的疼痛通常是由于婴儿不正确的含接姿势，也偶见于乳头念珠菌病。乳头皲裂和乳头疼痛是由不正确的体位、不正确的含接姿势、皮肤因素（如湿疹或银屑病）等造成的。

哺乳时不正确的含接姿势是乳头疼痛的主要原因。一般来说，使用过橡皮奶嘴的婴儿可能会出现这个问题，故在母乳喂养建立前是不鼓励使用橡皮奶嘴的。良好的含接姿势和正确的母乳喂养方式如下：

良好的含接姿势和体位指标：婴儿的嘴张大，下颌贴到乳房，下唇向外翻，面颊呈圆形鼓起，口腔中上方的乳晕比下方的乳晕多，舌呈勺状环绕乳晕，暴露鼻子。母亲无乳房疼痛。

成功哺喂婴儿的指标：听得见婴儿吞咽的声音和看得见婴儿吞咽的动作；婴儿持续有节奏地吸吮，胳膊和手放松，嘴巴湿润，有规律地排尿。母亲成功哺喂母乳的指标：母亲的乳房变软，哺乳后乳头无压缩感，感到放松。

　　为防止乳头被咬破，可以在每次哺乳以后挤出一些乳汁涂在乳头和乳晕上，形成一个保护膜。不要频繁清洗乳头，更不要用肥皂、乙醇清洗。

六、母乳喂养的持续时间

　　世界卫生组织、国际母乳会等都要求纯母乳应喂至 6 个月，继续母乳喂养至 2 岁或更长时间，同时要补充其他适当的食物。调查表明，母乳喂养时间越长，婴儿日后患脑膜炎、骨质疏松症、糖尿病和哮喘等疾病的概率越低。

七、剖宫产后母乳喂养

　　剖宫产术后的母亲待生命体征平稳后即可开始母乳喂养，可以让母亲在床上躺着喂。这个时候需要护士和家人给她更多的帮助。剖宫产并不会使母亲的乳汁变少。

八、来月经后母乳是否有营养

　　来月经后，乳汁的营养和量都不会有变化。一些母亲在纯母乳喂养期间不来月经。这是因为催乳素分泌多，雌激素就分泌得相对少，卵巢有可能不排卵，也有一定的避孕作用。但是如果给婴儿加了其他的食物（配方奶粉、辅食），这个时候有的母亲会来月经，要特别注意避孕。母乳喂养期间最好的避孕方式是避孕套避孕。哺乳期不主张口服避孕药，避孕药多由雌激素和孕激素配伍组成，口服避孕药会影响乳汁分泌。

九、哺乳期间乳房清洁

　　哺乳期间要保持内衣、文胸和乳垫的清洁，及时更换，必要时用温水清洁乳房，避免使用香皂和乙醇等有刺激性的物品清洁乳房，以免对婴儿或乳头造成刺激。

第二节 母亲的乳房问题

一、乳头扁平与凹陷

乳头形态因人而异（图 15-2），有的母亲乳头扁平或凹陷，会增加初期哺乳的困难。实际上乳头对于哺乳并不重要，它的作用是引导婴儿将乳晕全含入口腔。因此要帮助母亲在产后的最初几天掌握正确的含接姿势，保证婴儿做到有效吸吮，保持乳汁的分泌。

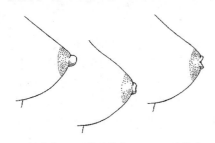

正常乳头　　扁平乳头　　凹陷乳头

图 15-2　乳头形状

乳头凹陷可以分为真性凹陷和假性凹陷。凹陷的乳头通过牵拉刺激仍不能纠正，称为真性凹陷。凹陷的乳头用手牵拉刺激时乳头能够突出于乳房外，称为假性凹陷。有些母亲的乳房看上去扁平凹陷，如果乳房的伸展性好，同样可以让婴儿在出生后吸吮到母乳，因此要做好乳房伸展性的检查。如果乳头下的组织容易被牵拉，说明伸展性好，婴儿容易含接乳房组织，将乳头和大部分乳晕含在口中，舌头呈勺状包绕到乳晕上，形成"奶嘴"，进行有效吸吮。

乳头扁平与凹陷的处理措施如下所述。

（1）妊娠期不需要进行干预，因为在妊娠期给予干预可能没有帮助，反而易诱发宫缩，引起早产。

（2）分娩后立即让母亲与婴儿进行皮肤接触，尽早开奶。

（3）帮助分娩后的母亲树立信心，给予哺乳指导。

1）向母亲解释母乳喂养最初可能有困难，但只要耐心坚持，就能成功。在产后 1~2 周，因激素的影响，母亲的乳房、乳晕会变软，伸展性得到改善。

2）婴儿含接的正确姿势是含入乳头及大部分的乳晕，当婴儿吸吮时，会把乳房、乳头整个向外拉。

3）可以让婴儿自行寻找乳房，只要婴儿有兴趣，就让婴儿自己试着去含接乳房。

4）帮助母亲摆好婴儿的正确体位，以便婴儿正确含接。可在分娩后的第 1 天，乳房尚未充盈之前让婴儿尝试含接，因这时乳房比较松软，婴儿容易含接。

5）帮助母亲尝试不同的母乳喂养体位，以不同的方式抱好婴儿使他容易含接，如环抱式，也可选择半卧位式哺乳，让婴儿自己寻乳。

6）帮助母亲在喂奶前使乳头突起，用手牵拉刺激乳头，也可用吸乳器或空针筒将乳头吸出。母亲用手指从下面托起乳房，并用拇指轻轻压在乳房上部，将乳房成形，但手指不要太靠近乳头。

7）如果婴儿在出生后 1～2 周不能有效吸吮，可指导母亲挤出乳汁，用小杯、小勺哺喂。或挤少量乳汁到婴儿口中，缓解婴儿挫折感，使其愿意去吸吮乳房，并让婴儿频繁地接触母亲的乳房，不断地进行皮肤接触。挤奶有助于保持乳房柔软，使婴儿容易含到大部分乳晕，并帮助维持乳汁产生。不应使用奶瓶，容易让婴儿产生乳头混淆而不愿意吸吮乳房。

8）使用乳头矫正器，帮助牵拉乳头。

单针筒乳头牵拉器（图 15-3）的制作：准备 10ml 的一次性注射器，将注射器前端外壳剪掉；拔出针芯，倒插入注射器，将注射器的外壳后端开口处对准凹陷的乳头，轻轻抽吸，利用注射器的负压将凹陷的乳头吸出，并固定 5～6 分钟；每天 1～2 次。

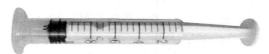

图 15-3　单针筒乳头牵拉器

双针筒乳头牵拉器（图 15-4）：取 5ml 和 20ml 一次性注射器各 1 支，两注射器的乳头由一根 10～15cm 输液塑料管连接。去掉 5ml 注射器的针栓，为防漏气，该注射器口蘸水后倒扣于内陷的乳头上，然后抽吸 20ml 注射器，可见内陷的乳头向 5ml 注射器内伸凸。每侧乳房可做 8～10 分钟，每日早晚各 1 次。

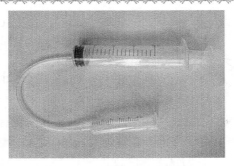

图 15-4　双针筒乳头牵拉器

乳头矫正器（图 15-5）：硅胶软垫压迫乳晕，帮助乳头凸出，对乳头的刺激较小。每次吸引 3 秒，吸引至乳头及部分乳晕吸出为止。

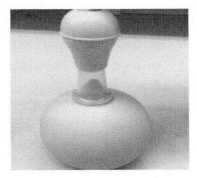

图 15-5　乳头矫正器

二、乳汁分泌不足

（一）母亲乳汁不足和婴儿母乳摄入不足的原因

临床上许多母亲要求添加配方奶粉的主要原因是自认为母乳不够：母亲及家属认为刚分娩未下奶；剖宫产术后禁食而没有乳汁；传统观念认为出生后 3 天才有母乳，家属担心新生儿母乳不够吃要求加配方奶粉。实际上是对新生儿胃容量不了解。

1. 出生第 1 天　胃容量/喂养量 5～7ml，新生儿胃容量相当于玻璃弹珠大小。

2. 出生第 2 天　胃容量/喂养量 10～13ml。

3. 出生第 3 天 胃容量/喂养量 22～30ml，新生儿胃容量相当于乒乓球大小。

4. 出生第 4 天 胃容量/喂养量 36～46ml。

5. 出生第 5 天 胃容量/喂养量 43～57ml，新生儿胃容量相当于鸡蛋大小。

婴儿母乳摄入是否足够与这些因素有关：婴儿是否有效、频繁地吸吮，吸吮时间是否足够，母亲的乳腺导管是否通畅、乳汁分泌能力是否正常。

婴儿母乳摄入不足的常见原因分析见表 15-1。

表 15-1　婴儿母乳摄入不足的原因

主要原因		次要原因	
喂养方法	母亲心理因素	母亲生理因素	婴儿
未及早喂奶	缺乏自信	避孕药	生病
定时喂奶	焦虑忧心	利尿剂	生理异常
哺乳频率不足	讨厌哺乳	怀孕	
未进行夜间哺乳	拒绝新生儿	严重营养不良	
限制哺乳时间	疲劳	嗜酒吸烟	
含接姿势不正确		胎盘滞留	
奶瓶、安抚奶嘴		乳房发育问题	
添加代乳品或其他食物			
添加水、糖水			

（二）婴儿母乳摄入不足的判断标准

纯母乳喂养的新生儿是否摄入足够的母乳，应从新生儿的体重和大、小便情况来判断。产后 7 天内，主要观察小便次数、大便次数和颜色，未达到以下标准提示新生儿母乳摄入不足（表 15-2）。

表 15-2　产后 7 天内纯母乳喂养的新生儿的母乳摄入量判断标准

日龄	小便次数	大便次数	大便颜色
第 1 天（出生日）	1 次	1 次	黑色
第 2 天	2 次	2 次	黑色或墨绿色
第 3 天	3 次	3 次	棕色、黄绿色、黄色

续表

日龄	小便次数	大便次数	大便颜色
第4天	4次	4次	棕色、黄绿色、黄色
第5天	5次	4次	黄色
第6天	6~7次	4~5次	黄色
第7天	6~7次	4~5次	黄色

（三）母亲乳汁不足的处理流程

（1）出生后即给予早接触、早吸吮，确保产妇和新生儿采用正确的哺乳姿势，含接姿势正确，有效吸吮。哺乳时两侧乳房交替进行，配合乳房按摩挤奶。

（2）频繁吸吮母乳，增加哺乳次数，缩短两次哺乳的间隔时间，保证每天至少8~12次。

（3）鼓励母亲充分休息和水分摄入。

（4）鼓励母亲在哺乳后或者两次哺乳间用吸乳器吸乳，增加乳房刺激。

（5）哺乳后检查乳房是否有硬结，如有硬结需用吸乳器吸乳。

（6）评估后确需加配方奶粉的，采用乳旁加奶、喂杯、手指喂奶等辅助方法，不用奶瓶和安抚奶嘴。

（7）乳汁不足的处理也可采用中医辅助技术。

（8）判断母乳充足的标准

1）出生后7~10天内体重下降不超过10%。

2）出生后每天排胎便次数，3~4天后大便由墨绿色变为棕色或黄色。

3）每天8~12次哺喂。

4）婴儿自己放开乳房，表情满足且有睡意。

5）婴儿吃饱后有满足感、精神好，皮肤紧绷、有弹性。

6）母亲在哺乳前乳房感觉胀满，哺乳后感觉松软。

三、乳 房 肿 胀

临床上经常将乳房充盈和乳房肿胀相混淆。母亲分娩数天后，乳房充盈且又热又重又硬，乳腺导管通畅时，乳汁从乳头溢出，这是正常的充盈。此时只要让婴儿吸吮或用吸乳器吸出乳汁就可使乳房变松弛。

乳房肿胀（图 15-6）是由于乳汁过度充盈，或是由于组织液和血液的增加，乳汁流出困难。母亲感到疼痛，乳房的皮肤绷紧、红肿、变薄发亮，母亲不愿意别人碰乳房或给婴儿吸吮。婴儿吸吮时因含接困难表现拒乳或哭闹，母亲可出现发热，一般不超过 24 小时，待乳汁排出和乳房通畅后发热可自行缓解。

乳房肿胀分级：

（1）轻度乳房肿胀：触之如嘴唇。

（2）中度乳房肿胀：触之如鼻尖。

（3）重度乳房肿胀：触之如额头。

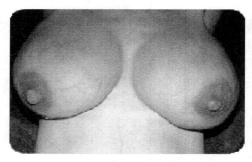

图 15-6　乳房肿胀

（一）原因

（1）未进行早接触、早吸吮、早开奶。

（2）婴儿未做到频繁有效吸吮。

（3）婴儿只吸吮乳头，未含住乳晕，未做到有效吸吮。

（4）母婴分离时未及时排空乳房。

（5）母亲喂奶时间不足，没有吸空一侧乳房再吸另一侧，频繁地换乳房，造成乳房没有充分排空。

（6）未按需哺乳，限定了喂奶时间及次数。

（7）母亲穿紧身衣或哺乳文胸过小，哺乳时采用剪刀式方法托乳房，造成乳腺导管受压。

（8）母亲不愿意给婴儿喂奶。

（二）预防

（1）分娩后早接触、早吸吮非常重要。对自然分娩的新生儿，应尽快地使其与母亲进行皮肤接触，新生儿出现觅食行为时应帮助新生儿含接乳房进行早吸吮，强化其在乳房上的吸吮行为。母亲剖宫产后回到母婴同室病房，应尽快将新生儿放在母亲胸腹前进行皮肤接触，密切观察新生儿，出现觅食行为后协助其吸吮乳房，并保证新生儿安全，同时告知母亲和家属注意事项。

（2）指导正确含接，做到有效吸吮。责任护士认真观察婴儿吸吮和母亲的主诉，如母亲主诉吸吮时疼痛，可能是婴儿无效吸吮，应指导正确的含接姿势，纠正婴儿无效吸吮。

（3）哺乳时应吸空一侧乳房再吸另一侧，两侧交替进行。一侧乳房产生的乳汁分前奶和后奶，所含成分不同，前奶含蛋白质、水等较多，后奶含脂肪较多，婴儿应在一次哺乳中吃完前奶和后奶，这样才能营养均衡，同时能将乳房充分排空，避免发生乳房肿胀。

（4）母婴同室。为母亲提供按需哺乳的条件，并让母亲了解吸吮的次数，包括夜间也应哺乳。

（5）指导正确的哺乳姿势。母亲哺乳姿势不正确时，护士应耐心解释，让其采取正确姿势。

（6）母亲穿戴合适的哺乳文胸，不宜穿紧身衣，避免局部受压。

（三）处理

（1）帮助母亲和婴儿采取正确的姿势，频繁有效地吸吮乳房。婴儿是最好的"吸乳器"。

（2）如果婴儿不能吸吮或吸吮力较弱时，指导母亲手法挤奶或用吸乳器吸出乳汁，使乳房排空并保持乳腺导管通畅。

（3）挤奶前可采用以下方法刺激喷乳反射：热敷乳房或洗热水澡；按摩颈部和背部；轻轻按摩、抖动、拍打乳房；刺激乳头，帮助母亲放松；让母亲喝一些热饮，注意不要喝浓茶和浓咖啡。如果用吸乳器，可选择能再现婴儿吸吮频率、类似生理性刺激乳房的吸乳器。挤奶或喂奶后可以冷敷乳房减轻肿胀。

（4）乳房肿胀的处理也可采用中医辅助技术。

（5）乳房肿胀发展成脓肿时应指导患者到外科就诊。

四、乳腺导管阻塞和乳腺炎

乳腺导管阻塞：乳房有肿块、触痛感或红肿疼痛。乳腺导管阻塞引起乳汁淤积，造成周围区域炎症反应。

乳房充盈和乳腺导管阻塞均可发生乳腺炎。分为非感染性乳腺炎和感染性乳腺炎。非感染性乳腺炎的病因可能是：乳汁渗漏至周围的组织，导致疼痛、肿胀、发热，即使没有细菌感染也会导致乳腺炎。因乳腺导管阻塞引起的乳腺炎，为非感染性乳腺炎。此外，导致乳房组织损伤的外伤也能引起乳腺炎。

急性乳腺炎是乳腺的急性化脓性感染。多发生在产后哺乳期妇女，以初产妇最为常见，好发于产后3～4周。致病菌主要为金黄色葡萄球菌，少数为链球菌。急性乳腺炎由乳汁淤积、细菌感染引起。表现为乳房疼痛剧烈、发热、硬结。可分三期：淤乳期、浸润期和脓肿期。淤乳期（第一阶段）：乳房胀痛、乳汁淤积、皮肤红热；浸润期（第二阶段）：乳房跳痛，寒战、高热、白细胞升高，腋窝淋巴结肿大；脓肿期（第三阶段）：脓肿形成，局部有波动或穿刺有脓。

（一）原因

（1）哺乳姿势、含接姿势或吸吮方式不正确，喂奶不够频繁。
（2）母亲穿紧身衣物，夜间也穿，乳房被压迫。
（3）部分催乳师按摩手法不当，造成乳房损伤，使乳房组织破坏。
（4）母亲的乳头皲裂，造成细菌感染。
（5）母亲突然断奶。
（6）乳房肿胀未缓解，乳房排空不彻底。
（7）母亲精神压力大、疲劳体弱或营养不良。

（二）处理

（1）让婴儿正确含接乳头及乳晕，采取正确的哺乳姿势，做到胸贴胸，腹贴腹，婴儿的鼻尖对乳头。乳房较大的母亲，建议采取不同的喂奶姿势，如环抱式。

（2）母亲衣服不要太紧，选择合适的哺乳文胸，避免乳房挤压，乳汁流出不畅。

（3）母婴同室，让母亲随时可以哺喂婴儿。

（4）婴儿吸吮时，母亲可用手指轻轻向乳头方向按摩。

（5）喂奶前热敷乳房，注意毛巾温度不宜过高，一般不超过 60℃，以免造成乳房皮肤的损伤。

（6）采取不同的体位哺乳，有助于从乳房的各个部位均匀地排出乳汁，可以用环抱式或卧位式，不要用让母亲感到不舒服的体位。

（7）因疼痛可能会抑制喷乳反射，故哺乳时先喂健侧乳房，可在喷乳反射开始后再换到患侧乳房哺喂。

（8）排空乳房，哺乳困难时指导手法挤奶或吸乳器吸出乳汁。

（9）必要时遵医嘱使用抗生素。

（10）症状严重者，采取外科治疗的方法。

（11）保证母亲足够的休息和水分摄入。

（三）乳腺脓肿

乳腺炎处理不当或未得到及时处理会发生乳腺脓肿。乳腺脓肿是乳房的局部有脓腔形成，并出现疼痛性肿胀、波动感和反复发热。需要外科手术切开及引流，有可能的话，让婴儿继续吃患侧乳房，但如果母亲感到疼痛不愿意喂，就要指导挤奶，通常 2～3 天内疼痛会减轻，疼痛一旦减轻就要让婴儿吸吮，不要中断另一侧的哺乳。

五、乳头疼痛和乳头皲裂

（一）原因

造成乳头疼痛的常见原因是含接姿势不正确、哺乳后强行拔出乳头、使用吸乳器不当、乳头过度清洁、婴儿吸吮力过强、乳头感染或皮炎等。其中，最常见的原因是含接姿势不正确。婴儿含接姿势不正确时，用舌头摩擦乳房的皮肤，使母亲感到疼痛。乳头最初可没有裂口，但多次刺激或时间久了，会破坏乳头皮肤，产生乳头皲裂（图 15-7）。

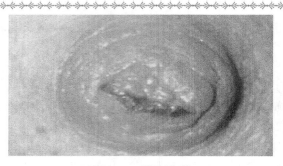

图 15-7　乳头皲裂

（二）预防

（1）指导母亲掌握正确的哺乳体位，使婴儿正确有效地含接。

（2）在分娩后 1 小时内指导，早接触、早吸吮。

（3）哺乳结束时，应让婴儿自行松开乳房，或用手指轻轻压住婴儿下巴，在婴儿张嘴时将乳头退出，避免强行拉出乳头。

（4）使用吸乳器应选择合适的罩杯口径和适宜吸力，不是吸力越大越好，因为这样不仅会伤到乳头、乳晕，引起乳头、乳晕水肿，还会压迫乳腺导管，使乳腺导管堵塞。

（5）避免过度清洁乳头，每次哺乳前不可用肥皂水、乙醇等擦拭乳头。

（6）每次哺喂后挤出部分乳汁涂抹于乳头及乳晕上，因乳汁中含有维生素 E，可预防及促进伤口愈合。

（三）处理

（1）指导母亲采用正确的哺乳体位，使新生儿正确含接乳头、乳晕，乳头单侧破损时先喂健侧。

（2）乳头皲裂时，采用后奶或乳头龟裂膏等涂抹来减轻疼痛，促进伤口愈合。

1）后奶：哺乳后在乳头上涂抹乳汁让其自然风干。因为母乳中含有维生素 E 和其他促进愈合的因子，特别是后奶的油脂成分有助于皮肤保湿，可以促进伤口愈合。

2）乳头龟裂膏：主要成分是羊脂膏，其作用依据湿性愈合疗法的原理，能够有效缓解疼痛，并促进伤口愈合。纯羊脂膏，无色无味，不含添加剂或防腐剂，在哺乳前也无须擦去。不应使用哺乳前必须擦去的药油或药膏，一则哺乳前擦去药油，容易造成疼痛和二次损伤；二则残留的药油仍可能对婴儿有一定的影响。

（3）为保护乳头皲裂伤口，可使用乳头保护罩、水凝胶护垫等。

1）乳头保护罩：能够保护伤口，防止衣物对伤口的摩擦造成疼痛。

2）水凝胶护垫：依据湿性愈合疗法的原理，可帮助快速缓解各种原因造成的乳头疼痛，保护伤口，促进伤口愈合。水凝胶护垫使用较简单，类似于创可贴。使用前在冰箱里冷藏，对疼痛缓解效果更佳。

（4）乳头皲裂、疼痛严重时，可以暂停哺乳24～48小时，以利于伤口修复。

六、假丝酵母菌感染

（一）临床表现

假丝酵母菌感染常发生在用抗生素治疗乳腺炎或其他感染之后，表现为乳头痛痒，乳头、乳晕处皮肤发红、发亮，也称为念珠菌感染或真菌感染。有时母亲在喂奶后出现烧灼感和刺痛感，疼痛可放射至乳房深部，乳房皮肤发红、发亮、变薄、色素减退。婴儿患有鹅口疮，吃奶后也可引起乳头真菌感染。

（二）治疗及处理

（1）母亲哺乳后用制霉菌素100 000U/ml涂抹乳头，每天4次，治愈后7天停药。

（2）母亲哺乳后用1ml的滴管将制霉菌素100 000U/ml滴到婴儿口中，每天4次，共7天。

（3）停止使用安慰奶嘴、橡皮奶头和乳头罩。如要使用安慰奶嘴，应每天在开水里煮20分钟，每次更换。

（4）出现乳头疼痛时对症处理。

七、隆胸术后

隆胸手术后能否哺乳与隆胸的方法、植入的部位有关。

隆胸的方法有假体植入、自体脂肪植入和注射式。植入部位一般为胸大肌下层和乳腺后间隙。这两个部位位于乳腺的后面，使乳腺不受假体的影响，一般情况下也不会影响女性哺乳。但如果发生假体破裂、感染、大出血会发生乳腺炎、乳腺纤维化、乳房肿块等，从而影响哺乳。注射奥美定是禁止哺乳的，因注射过的乳腺中有异物易感染，注射的异物阻塞乳腺导管，导致乳汁淤积而发生乳腺炎，所以产后应迅速回奶，用吸乳器吸出没有完全退回的乳汁，必要时用抗生素治疗。吸出的乳汁不能给婴儿吃。

隆胸手术的建议：必须到正规医院，找经过专业训练有丰富经验的医生。隆胸后 1 年再怀孕。对于哺乳期的女性，隆胸手术需等到离乳后再进行。

第三节　母亲的疾病问题

一、母亲有妊娠合并症

（一）糖尿病

母乳喂养可以缓解母亲精神上的压力，哺乳时分泌的催乳素可以让母亲更轻松、有嗜睡感。母亲哺乳时分泌激素和乳汁所消耗的额外热量，会减少母亲治疗所需要的胰岛素用量，有利于降低血糖。有研究表明，母乳喂养能够有效地缓解糖尿病的各种症状，许多母亲在哺乳期间病情都有部分或者全部好转，而且母乳喂养会减少婴儿成年后患糖尿病的风险。由于糖尿病患者易感染各种病菌，母亲在母乳喂养期间要格外注意监测血糖水平，注意个人卫生，保护好乳头不受感染。

如果母亲不能通过饮食和运动控制好血糖，可以使用胰岛素治疗。因为胰岛素几乎不会通过乳汁进入婴儿体内，而且婴儿的消化酶可使胰岛素失活不易被吸收，所以胰岛素对婴儿没有影响。但是，大多数药物口服后能通过乳汁进入婴儿体内，对婴儿产生不良影响，尤其是磺脲类口服降糖药，可导致婴儿发生低血糖而影响其生长发育。如果需要使用这些药物，最好能在良好的母乳喂养情况下，与儿科专家讨论后，在监测婴儿血糖的情况下谨慎使用。

（二）甲状腺疾病

1. 甲状腺功能亢进症　哺乳期母亲服用丙基硫氧嘧啶时，少量丙基硫氧嘧啶会经过乳汁排泄，但不会影响婴儿的甲状腺功能。该药物对婴儿和母亲均是安全的，被称为哺乳期首选治疗甲状腺功能亢进症药物。如能定期监测新生儿甲状腺功能则更理想。

小剂量的甲巯咪唑对哺乳也是安全的。甲巯咪唑进入乳汁的量是口服量的 0.1%~0.7%，如果母亲对丙基硫氧嘧啶过敏，则可选用甲巯咪唑10mg/d。虽然提倡接受甲亢药物治疗的母亲母乳喂养，但是，由于婴儿存在甲状腺功能减退的潜在威胁，应每 2~4 周监测一次婴儿甲状腺功能，将结果告诉母亲，并关注婴儿可能产生的发热、皮疹、白细胞减少等特异性反应，如无条件随访的婴儿，为婴儿安全考虑，则不强调母乳喂养。最佳服药方式为哺乳后立即服用抗甲状腺药物，3~4 小时后再哺乳。

患有甲状腺功能亢进症的母亲，产后应监测甲状腺功能，随时调整用药。一旦病情加重，需要每日服用较大剂量抗甲状腺药物（丙基硫氧嘧啶＞300mg 或甲巯咪唑＞10mg）时，则不建议母乳喂养。

母亲需要用放射性碘-131 治疗时，也应该暂时停止喂奶，定时挤奶丢弃，以免乳房肿胀。疗程结束后，乳汁中放射性物质的水平达到正常后可以继续哺乳。

2. 甲状腺功能低下症 近来有研究指出，乳汁中可测出甲状腺素，但分泌入乳汁的量极少，并且不会影响婴儿的甲状腺功能。甲状腺功能低下症存在遗传倾向，婴儿出生后可测定血清甲状腺素（T_4）、促甲状腺素（TSH）等，除了先天性甲状腺功能低下症外，如果发现婴儿的甲状腺水平降低，可以考虑给婴儿服用甲状腺增强药物，母亲仍然可以进行母乳喂养，并定期检测婴儿的甲状腺功能。

（三）精神疾病

母亲患有精神疾病，可试着让母婴待在一起，给予她们共同的照顾。如果母亲可以母乳喂养，可找一个帮手与母亲在一起，帮助母亲哺喂婴儿，以确保母亲不致忽视或伤害婴儿，如果母亲有伤害婴儿的意向或行动，则不建议实施母乳喂养。

母亲有产后抑郁症时，首先分析母亲患抑郁症的原因，有针对性解除她的顾虑。如果母亲病情严重，需要进行药物治疗时，应该考虑药物对婴儿的影响，必要时服药期间可暂停母乳喂养。母亲应定时挤出乳汁，保持泌乳，一旦症状减轻，可以不用抗抑郁症药物时，可恢复母乳喂养。

如果母亲在分娩前已患抑郁症，通过服药得到有效控制，产后应继续服用。早期的抗抑郁药，如三环去甲基替林和阿米替林，由于副作用较大，通过乳汁的量相对高，已经不常用了。最新的抗抑郁药，如选择性5-羟色胺再摄取抑制剂，具有更好的耐受性，仅微量通过乳汁，小剂量服用对婴儿的影响很小，故而在妊娠期及哺乳期可被使用。

长效苯二氮䓬类（安定）经常使用可以在乳汁中累积，并引起婴幼儿嗜睡、镇静、喂养差等症状，间断使用长效和短效药物（氟羟去甲安定、咪达唑仑、去甲羟安定）可以降低不良反应的发生概率。

（四）癫痫

母亲服用抗癫痫药物后，乳汁中会含有一定量的抗癫痫药物，婴儿对药物的排泄速度慢，因此会对婴儿造成很大的伤害。母亲在哺乳期，特别是哺乳初期，最好不要用毒副作用较强的抗癫痫药物。如果病情不稳定，需要坚持用药，较好的办法是停止母乳喂养，并将母亲和婴儿隔开，这样既保证了婴儿不受抗癫痫药物的伤害，也可保证母亲病情发作时不给婴儿带来危险。

（五）癌症

母亲患癌症需要进行化疗或者放射治疗时，应暂停母乳喂养。

（六）严重疾病

母亲患严重的心脏病、心功能3～4级；严重肾脏、肝脏疾病；高血压、糖尿病伴有重要器官功能衰竭；严重精神疾病、反复发作的癫痫或先天代谢性疾病等，哺乳可能会增加母亲的负担，导致病情恶化，不宜母乳喂养。

二、母亲有妊娠并发症

（一）产后出血

只要母亲生命体征已经平稳，能够并愿意接受喂养婴儿，在助手帮助下，可以进行母乳喂养。婴儿吸吮有利于子宫的收缩，减少子宫的出血。但母亲要注意休息，防止过度疲劳。

（二）重度子痫前期

母亲产后可以进行母乳喂养，但不宜过度劳累。在监测母亲的血压和病情的同时，鼓励其与婴儿同步休息，并可安排助手照顾婴儿。

三、母亲有感染性疾病

（一）肝炎

1. 甲型肝炎　甲型肝炎一般发病急，经粪-口途径传播。甲型肝炎急性期的母亲应进行隔离，暂时停止母乳喂养，可以挤奶保持泌乳。婴儿可接种免疫球蛋白，待母亲隔离期过后可继续母乳喂养，并从母乳中获得免疫抗体。

2. 乙型肝炎　携带乙型肝炎病毒的母亲的乳汁中可以发现少量的乙型肝炎表面抗原。围产期乙型肝炎的传播主要发生在分娩时或产后不久，通过婴儿接触母亲的血液或其他体液获得感染。没有证据证明母乳喂养会增加乙型肝炎母婴传播的危险。接种乙型肝炎疫苗是预防乙型肝炎病毒感染的最有效方法。因此，世界卫生组织推荐应将乙型肝炎疫苗注射作为所有婴幼儿的常规免疫，乙型肝炎表面抗原阳性母亲分娩的新生儿应在出生后 24 小时内（最好在出生后 12 小时内），尽早进行乙型肝炎疫苗和乙型肝炎免疫球蛋白接种，以减少围产期的传播危险。

我国已经开展对携带乙型肝炎病毒的母亲分娩的新生儿实行乙型肝炎免疫球蛋白和乙型肝炎疫苗的双重免疫。近年来一般认为，新生儿经主、被动免疫后，母乳喂养是安全的。

乙型肝炎母亲实施母乳喂养时，应注意防止皮肤、黏膜溃疡或破损，因为这是乙型肝炎病毒传播的通道。因此，母亲乳头破裂出血、伴有浆液性渗出或婴儿口腔有溃疡，均应暂停母乳喂养，待伤口恢复后再行母乳喂养，以减少病毒直接进入婴儿血液的机会（尤其是乙肝"大三阳"者）；喂奶前应洗手，用温热的干净毛巾轻轻擦拭乳头后再给婴儿喂奶；婴儿和母亲的用品隔离，擦洗用的毛巾、脸盆、喝水用的杯子建议独立使用。

3. 丙型肝炎　丙型肝炎病毒和抗体都可以在乳汁中检测到，研究发现母乳喂养与非母乳喂养在丙型肝炎垂直传播率上不存在差异。目前尚没有新生儿通过母乳喂养感染丙型肝炎的报道，而且母乳中存在许多特异的和非特异的抗菌物质（免疫球蛋白、干扰素等抗菌物质），提示母乳具有较好的免疫功能。母乳喂养的新生儿人群，尤其是在消化道和呼吸道感染、过敏性疾病及新生儿猝死综合征等的感染率和发生率较低，鉴于母乳喂养的优越性，妇产科医生应对母亲进行正确引导，告知母乳喂养的优点，母亲感染丙型肝炎病毒不是母乳喂养的禁忌证。

（二）人类免疫缺陷病毒感染

如果母亲感染了人类免疫缺陷病毒（HIV），在妊娠期、分娩时和母乳喂养时都有可能传染给孩子。HIV 感染孕妇所生孩子中有 5%～15%会通过母乳喂养感染 HIV。近期有研究表明，混合喂养的风险与母乳喂养传染 HIV 的风险一样或更高。为了预防艾滋病母婴传播，我国提出 HIV 阳性母亲的婴儿喂养策略是：提倡人工喂养，避免母乳喂养，杜绝混合喂养。母亲可以选择人工喂养或纯母乳喂养到可以进行替代喂养时，但要杜绝混合喂养（母乳喂养同时给予母乳代用品）。因为母乳以外的食物可使婴儿肠道发生过敏和炎性反应，导致肠道的通透性增加，使母乳中的 HIV 更易于侵入婴儿体内，抵消了母乳的免疫作用，增加了母婴传播的概率。HIV 感染状况不明和 HIV 阴性的母亲都应该推荐纯母乳喂养。如果婴儿能够持续获得可接受的、可负担的、安全的乳品喂养（AFASS），建议 HIV 阳性的母亲不进行母乳喂养。不具备人工喂养条件的母亲，可选择纯母乳喂养。

HIV 阳性的母亲若出现严重的乳腺疾病（如乳头出血、乳头或乳房溢脓、乳腺炎、乳腺脓肿），会使婴儿感染 HIV 的概率明显增加，应停止母乳喂养。因此，鼓励新生儿期纯母乳喂养的同时，应预防乳腺疾病的发生。

加热可以破坏母乳中的 HIV。HIV 阳性的母亲可以在家中对母乳进行加热消毒，以降低婴儿感染 HIV 的风险。母乳只有在必要时才可以进行消毒。HIV 阴性的母亲，在为自己的婴儿哺乳时，无须加热，加热会破坏母乳中的保护性免疫因子及消化酶等物质。然而，加热处理的母乳仍然优于母乳代用品。

（三）结核病

结核杆菌可以通过密切接触传播，因此，美国儿科学会《母乳喂养指南（第2版）》提出患有活动性肺结核的母亲不应该哺乳，除非她们已经接受了大约2周的正规抗结核治疗，并有内科医生及公共卫生的官员评估不再有继续播散的趋势。结核杆菌是否会进入乳汁尚不明确。

分娩前已经确诊为活动性肺结核的母亲，在接受抗结核药物规范治疗2个月或更长时间后，若分娩前进行痰涂片试验显示阴性，婴儿出生后接种了卡介苗（BCG），可以进行母乳喂养。若母亲在分娩前进行痰涂片试验显示阳性，就要进行抗结核病规范治疗，新生儿出生后不主张接种BCG，此期间仍可以母乳喂养。如果新生儿出生后接种了BCG，又应用了异烟肼预防性化疗，则会使BCG无效，此时应该复种BCG。

婴儿出现黄疸、发热或HIV感染症状，不注射BCG。

哺乳期监测婴儿体重增长情况和健康状况；出现体重下降、咳嗽、发热、呼吸困难、呕吐、激惹或发冷、异常哭闹等，应建议就近医院进行肺结核或肺以外结核病的诊断。确诊后按《结核病治疗指南》给予足量正规治疗，同时可继续母乳喂养。如果这些症状与结核杆菌、HIV感染无关，婴儿出生时未接种BCG，应补种。婴儿不能吸吮母乳时，可将母乳挤出，用小杯喂养。

（四）水痘-带状疱疹病毒感染

目前尚不知道水痘-带状疱疹病毒是否分泌入乳汁。母亲在产前5天到产后2天内感染水痘-带状疱疹病毒，病毒可通过胎盘感染给胎儿。新生儿不应该直接接触母亲尚未结痂的病变皮肤，最好是母亲挤出母乳喂养新生儿。

（五）单纯疱疹病毒感染

母亲感染Ⅰ型单纯疱疹病毒（HSV），应避免在活动期的病侧乳房哺乳。婴儿要避免直接接触病变部位，以免造成病灶与婴儿口腔间的直接传播，健侧乳房可直接哺乳。

母亲患生殖道疱疹可以母乳喂养，应注意勤洗手。

（六）巨细胞病毒感染

巨细胞病毒（CMV）感染的母亲在乳汁中可以检测到巨细胞病毒。对于足月健康的新生儿，因母乳喂养导致新生儿出现有症状的全身巨细胞病毒感染不常见，但早产儿的患病风险可能增加。母乳经–15℃以下冻存至少 24 小时可降低巨细胞病毒的感染性。对于早产且母亲 CMV-IgM 阳性，临床医生应该充分评估母乳喂养的好处和巨细胞病毒感染的风险，暂不进行母乳喂养；待 CMV-IgM 转阴性、CMV-IgG 阳性后，再行母乳喂养。

四、母乳喂养的禁忌证

（1）母亲感染人类嗜 T 淋巴细胞病毒。

（2）母亲有未治愈的活动性结核病、布鲁菌病：不得直接哺乳，治疗至少 2 周并确诊不具传染性时可重新哺乳。

（3）母亲感染 H1N1、乳房皮肤单纯疱疹病毒感染：不得直接哺乳，挤出的母乳可使用。

（4）母亲正在接受放射性核素诊疗或暴露于放射性物质下。

（5）母亲正在使用抗代谢药物、化疗药物、抗精神病药物及可经母乳排出的药物时：药物完全清除前不得哺乳。

（6）母亲吸毒、酗酒。

（7）母亲感染 HIV：提倡人工喂养，避免母乳喂养，杜绝混合喂养。

五、回　　奶

当不再需要喂奶或因疾病不能喂奶时，回奶是必要的。目前不推荐用雌激素和溴隐亭回奶。可以用炒谷芽和炒麦芽各 60～90g 水煎服代茶饮，每天一剂，连服 3～5 天。若乳房胀痛明显，可用芒硝 250g 分装两个纱布袋内，敷在乳房上，尽量少饮汤水协助回奶。

通常建议断奶过程不少于 1 个月，每隔几天用配方奶粉替代母乳，直到不再用母乳喂养婴儿。不应该突然断奶，否则，乳胀或乳腺炎可能接踵而来。

第十六章　婴儿问题

第一节　正常新生儿在母乳喂养中
的常见问题

新生儿的胃容量较小。出生第 1 天，新生儿胃容量是一个玻璃弹球大小（5～7ml），初乳的量正好是新生儿最初几顿所需的量。出生后第 3 天，新生儿的胃容量增到 22～30ml，频繁的喂养能保证新生儿获得所需要的母乳量。出生后第 7 天，新生儿的胃容量为 44～59ml，继续频繁的喂养不仅能保证新生儿获得所需要的母乳量，也确保母亲的产奶量满足新生儿的需求。

一、如何判断正常新生儿得到了足够的母乳

一般通过婴儿的大、小便情况，体重增长情况，精神状态及睡眠情况来判断。

小便情况：新生儿出生后 1～2 天尿湿 1～2 片尿布，出生后 3 天以后，每天有 6 片以上的湿尿布。

大便情况：出生后 1～2 天会排出墨绿色膏状胎粪，出生后 2～4 天，大便转为黄色，出生后第 3 天开始，每天的排便次数将会增加到 2～5 次。母乳喂养婴儿的大便为黄色或金黄色，呈稀糊状或膏状，味酸不臭。

体重变化：新生儿出生后数天有一个体重下降过程，一般丢失出生体重的 4%～7%，但不应超过出生体重的 10%，此后婴儿的体重每天增长 15～30g（平均约 20g/d）。

喂养情况：通常 1.5～3 小时喂一次，哺喂时，婴儿吸吮有节律，并能听见明显的吞咽声，每天应吃奶 8～12 次。

一般状况：精神状态好，每次喂养后有满足感，皮肤湿润有弹性，定期监测体重、身长、头围均正常增长。

二、补充维生素 D 和维生素 K

出生后 2 周左右的婴儿，采用维生素 D 油剂或乳化水剂，每日补充维生素 D 10μg（400IU）。纯母乳喂养能满足婴儿骨骼生长对钙的需求，不需要额外补钙。对于每日口服补充维生素 D 有困难者，可每周或者每月口服一次相当剂量的维生素 D。喂养配方奶粉的婴儿，也能获得足量的维生素 D，不需要再额外补充。在完全不接触日光照射的情况下，每日 10μg（400IU）的维生素 D 可满足婴儿对维生素 D 的需要。

母乳中维生素 K 的含量较低。新生儿（特别是剖宫产的新生儿）没有及时建立肠道菌群，大量使用抗生素可能破坏肠道菌群，使维生素 K 合成不足，故母乳喂养的新生儿存在维生素 K 缺乏的风险。母乳喂养儿从出生到 3 月龄，每日口服维生素 K_1 25μg；或出生后口服维生素 K_1 2mg，然后到 1 周和 1 个月时再分别口服维生素 K_1 5mg，共 3 次；或每日肌内注射维生素 K_1 1～5mg，连续 3 天，都可有效预防新生儿维生素 K 缺乏性出血症的发生。合格的配方奶粉中添加了足量的维生素 K_1，所以混合喂养儿和人工喂养婴儿一般不需要额外补充维生素 K。

第二节　早产儿在母乳喂养中的常见问题

一、早产儿母乳喂养的重要性

母乳是新生儿的最佳营养来源，同时又具有增强免疫防御的作用，尤其对于早产儿母乳喂养极其重要。

1. 维持体温稳定　母乳喂养时，母亲与早产儿进行皮肤接触具有保温的作用，可以降低低体温及寒冷损伤的风险。

2. 最佳营养来源　母乳中含有婴儿必需的各种营养素。

3. 免疫防御　母乳中含有大量免疫活性物质，尤其是初乳。这些免疫活性物质对婴儿提供免疫防御。

4. 促进发育　早产儿本身多器官发育不成熟，母乳中含有大量促进生长发育的物质，能促进肠道、神经系统及其他器官系统的发育。

5. 促进亲子关系的建立 促进母婴情感交流,增加早产儿的安全感。

二、住院期间早产儿的母乳喂养

随着围产技术及新生儿救治水平的提高,早产儿尤其是极低和超低出生体重儿的存活率不断提高,充分的营养支持是改善此类早产儿预后的关键环节之一。而研究表明对于此类早产儿,母乳喂养可以减少住院期间并发症,更快达到全肠内营养,改善预后。所以无论是国外还是国内,均提倡推广与普及早产儿的母乳喂养。

(一)住院期间母乳喂养原则

1. 首选亲生母亲的母乳 当早产儿出生后情况稳定时,应尽早开始肠内营养支持。新鲜的母乳(最好是亲生母亲的母乳)是首要选择;如果亲生母亲无法提供母乳,可视情况选择经巴氏消毒的捐献者的乳汁。

2. 母乳需要强化 由于早产儿发育不成熟,宫内营养储备不足,同时容易发生多种并发症而导致营养素摄入不足,为维持其宫内生长速率,需要在母乳中加入母乳强化剂。目前推荐添加母乳强化剂的人群为:胎龄<34 周、体重<2000g 或有营养不良高危因素的早产儿。

(二)促进早产儿母乳喂养成功的举措

(1)加强新生儿病房医护人员母乳喂养相关知识和规范的培训,并制订母乳收集、储存、标记和使用的操作规程。

(2)加强母乳喂养的宣教,包括母乳喂养的益处、促进母亲泌乳的方法及收集、储存和转运母乳的流程。

(3)产科和儿科医务人员要协助母亲产后 0.5~1 小时内开始泵吸乳汁,并指导如何尽早泌乳及如何促进和保持泌乳量。

(4)条件许可时,提倡袋鼠式护理,可促进母乳喂养的可持续性。

(5)出院前正确指导母亲如何直接哺乳、如何正确评估婴儿母乳摄入量,注意密切随访。

（三）早产儿的肠内营养推荐摄入量

（1）能量：110～135kcal/（kg·d）。

（2）蛋白质：3.5～4.0g/（kg·d）。

（3）蛋白质与能量的比例：（3.2～4.1g）∶100kcal。

（4）脂肪：5～7g/（kg·d）。

（5）碳水化合物：10～14g/（kg·d）。

（四）喂养时机

无先天性肠道畸形、无严重疾患、能耐受肠道喂养的早产儿尽早开始喂养。出生体重＞1000g，病情相对稳定的早产儿可于出生后 12 小时内开始喂养。有严重围产窒息、脐动脉插管的早产儿或超低出生体重儿可适当延迟开始喂养时间至 24～48 小时。

（五）喂养方式

1. 经口喂养　胎龄≥34 周，吸吮和吞咽功能较好，病情稳定，呼吸＜60 次/分的早产儿。

2. 管饲喂养　胎龄＜34 周,吸吮和吞咽功能不协调或由于疾病因素不能直接喂养的早产儿。

（1）推注法：适用于较成熟、胃肠道耐受性好的管饲喂养儿,不宜用于胃食管反流和胃排空延迟的早产儿。

（2）间歇输注法：每次输注时间持续 30 分钟至 2 小时，根据耐受情况间隔 1～4 小时输注。适用于胃食管反流、胃排空延迟的早产儿。

（3）持续输注法：连续 20～24 小时用输液泵喂养，输液泵中的配方奶粉应每 3 小时更换一次。一般用于上述两种管饲方法不能耐受的早产儿。

（六）喂养方法

1. 初乳口咽免疫疗法　出生后早期无法肠内营养或不能经口喂养（管饲喂养），可以实施口腔免疫疗法，即经口咽涂抹初乳。

2. 微量肠内喂养　喂养量小于 20ml/（kg·d），持续 5～10 天，对于小胎龄早产儿早期可采用此方式，待耐受喂养时逐渐增加奶量。

3. 喂养量及增加速度　需要根据新生儿的喂养耐受情况个体化增加奶量，根据胎龄及体重安排喂养间歇时间。管饲喂养量及添加速度如表 16-1 所示。

表 16-1　早产儿管饲喂养的用量与添加速度

出生体重 （g）	间隔时间	开始用量 [ml/（kg·d）]	添加速度 [ml/（kg·d）]	最终喂养量 [ml/（kg·d）]
<750	每 2 小时一次 ab	≤10（1 周）	15	150
750～1000	每 2 小时一次 ab	10	15～20	150
1001～1250	每 2 小时一次 ab	10	20	150
1251～1500	每 3 小时一次	20	20	150
1501～1800	每 3 小时一次	30	30	150
1800～2500	每 3 小时一次	40	40	165
>2500	每 4 小时一次	50	50	180

　　注：a. 因为可能造成母乳分层，不建议用母乳进行持续喂养；b. 可以从 1ml/12h 开始逐渐过渡为每 2～3 小时一次

（七）胃潴留的评估与处理

1. 评估　胃残留量＞2ml/kg 或＞3 小时喂养量的 50%属于异常；绿色或胆汁样胃残留提示肠梗阻或十二指肠-胃反流；血性胃残留提示肠道炎症或胃黏膜受刺激。

2. 处理　如胃潴留量＜5ml/kg 或前次喂养量的 50%，将潴留物回注胃内，下次仍有潴留，喂养量需减去潴留量；如胃潴留量＞5ml/kg 或前次喂养量的 50%，最多注回喂养量的 50%，并禁食 1 餐，如再次潴留，根据情况减慢喂养速度或禁食；如减慢喂养速度后仍有胃潴留，可降低奶量至可耐受的上限。有血性胃内容物需禁食。

（八）其他营养素的补充

1. 维生素及矿物质

（1）维生素 D：出生后即补充 800～1000U/d，3 月龄后改为 400U/d，直至 2 岁。

（2）维生素 A：1332～3330U/（kg·d），出院后可按下限补充。

（3）铁：出生后 2～4 周为 2mg/（kg·d），直至矫正年龄 1 岁。

（4）钙：70～120mg/（kg·d）。

（5）磷：35～75mg/（kg·d）。

上述推荐量含配方奶粉、母乳强化剂、食物及钙磷制剂中的量。

2. 长链多不饱和脂肪酸推荐量

（1）二十二碳六烯酸（DHA）：55～60mg/（kg·d）。

（2）花生四烯酸（ARA）：35～45mg/（kg·d）。

三、出院后早产儿的母乳喂养

针对出院后的早产儿需要根据不同营养风险进行相应的个体化喂养指导，以促进其完成追赶性生长。

（一）早产儿营养风险程度的分类

早产儿营养风险程度分为高危、中危和低危 3 类（表 16-2）。分类主要依据指标：胎龄、出生体重、喂养情况、生长评估及并发症等。

表 16-2　早产儿营养风险程度的分类

分类指标	高危	中危	低危
胎龄（周）	<32	32～34	>34
出生体重（g）	<1500	1500～2000	>2000
宫内生长迟缓	有	无	无
经口喂养	欠协调	顺利	顺利
奶量[ml/（kg·d）]	<150	>150	>150
体重增长（g/d）	<25	>25	>25
宫外生长迟缓	有	无	无
并发症[a]	有	无	无

注：a.并发症包括支气管肺发育不良、坏死性小肠结肠炎、消化道结构或功能异常、代谢性骨病、贫血、严重神经系统损伤等任一条

（二）早产儿出院后个体化喂养方案

根据早产儿喂养方式（母乳喂养、混合喂养、人工喂养）及其营养风险程度来指导或指定早产儿出院后个体化喂养方案（表 16-3）。

表 16-3 个体化喂养方案

喂养方式	高危与中危 [a]	低危
母乳喂养	足量强化母乳喂养（334～355kJ/100ml）至矫正胎龄38～40周后，母乳强化剂调整为半量强化（305kJ/100ml）；鼓励部分直接哺乳、部分母乳+母乳强化剂的方式，为将来停止强化、直接哺乳做准备	直接哺乳，给予母亲饮食指导和泌乳支持；按需哺乳，最初喂养间隔<3小时，包括夜间；特别注意补充维生素A、维生素D和铁剂 如生长缓慢（<25g/d）或血中碱性磷酸酶升高、磷降低，可适当应用母乳强化剂，直至生长满意及血液生化正常
部分母乳喂养（混合喂养）	1. 母乳量≥50%，足量强化母乳+早产儿配方奶粉至矫正胎龄38～40周，后转为半量强化母乳+早产儿过渡配方奶粉 2. 母乳量<50%，或缺乏母乳强化剂，鼓励直接哺乳+早产儿配方奶粉（补授法）至矫正胎龄38～40周，后转为直接哺乳+早产儿过渡配方奶粉（补授法）	直接哺乳+普通婴儿配方奶粉（补授法），促进泌乳量 如生长缓慢（<25g/d）或奶量摄入<150ml/（kg·d），可适当采用部分早产儿过渡配方奶粉，直至生长满意
配方奶粉喂养（人工喂养）	应用早产儿配方奶粉至矫正胎龄38～40周后转换为早产儿过渡配方奶粉	采用普通婴儿配方 如生长缓慢（<25g/d）或奶量摄入<150ml/（kg·d），可适当采用部分早产儿过渡配方奶粉，直至生长满意

注：a.高危：根据早产儿生长及血液生化情况，一般需应用至矫正胎龄6个月左右，在医生的指导下补充维生素A、维生素D和铁剂；中危：根据早产儿生长及血液生化情况，一般需应用至矫正胎龄3个月左右，在医生的指导下补充维生素A、维生素D和铁剂

（三）早产儿出院后随访时间安排及营养相关评估

1. 随访早产儿的分类 根据2017年3月国家卫生计划生育委员会办公厅印发的《早产儿保健工作规范》，将早产儿分为高危早产儿和低危早产儿两类：

（1）高危早产儿：胎龄<34周或出生体重<2000g，存在早期严重的合并症或并发症，出生后早期喂养困难，体重增长缓慢等任何一种异常情况的早产儿。

（2）低危早产儿：胎龄≥34周且出生体重≥2000g，无早期严重的

合并症及并发症、出生后早期体重增长良好的早产儿。

一般随访至 36 月龄，根据早产儿的分类不同来安排随访时间（表16-4）。

表 16-4　不同分类早产儿的随访时间安排

	低危早产儿	高危早产儿
矫正胎龄 1 个月内	1 次/月	1 次/2 周
矫正胎龄 1~6 个月	1 次/1~2 个月	1 次/月
矫正胎龄 7~12 个月	1 次/2~3 个月	1 次/2 个月
矫正胎龄 13~24 个月	1 次/6 个月	1 次/3 个月
矫正胎龄 24 个月以后	1 次/6 个月	1 次/6 个月

2. 营养相关评估

（1）喂养评估：进食需求、喂养方式、每日奶量、喂养耐受情况、母乳喂养者母乳强化剂添加情况、体重增长情况、大小便情况等。添加辅食者需注意了解食物添加种类、次数、接受程度及进食技能等。

（2）生长评估：胎龄 40 周前采用 2013 年修订的 Fenton 早产儿生长曲线图（分性别）进行评估；胎龄 40 周后采用 2006 年世界卫生组织儿童生长标准进行评估。

（3）营养代谢评估：监测血液中的营养代谢指标，如血红蛋白、尿素氮、碱性磷酸酶、钙、磷、白蛋白、25 羟维生素 D 等。如出院时血液中的营养代谢指标异常，则出院后 1 个月需复查。

四、母乳强化剂的使用

早产儿营养储备不足，出生后各种疾病可能影响喂养并增加能量消耗，生长发育及必要的追赶性生长对营养素及能量的需求大，对于母乳喂养的早产儿，母乳不足以提供其追赶性生长所需的营养素及能量，为了促进早产儿早期生长发育，必须对母乳进行强化。

母乳强化剂即用于增加母乳营养素和能量密度的添加物，其主要成分为蛋白质、矿物质以及维生素，并额外提供生长所需的能量。

1. 强化对象　出生胎龄＜34 周、体重＜2000g 或有营养不良高危因素的母乳喂养早产儿。

2. 母乳强化剂添加时机 母乳喂养量达到 80～100ml/（kg·d）时开始添加。

3. 母乳强化剂添加方法 起始为 1/3～1/2 的部分强化，耐受好可5～7 天后提高至全量强化。

4. 强化时间 2016 年我国《早产、低出生体重儿出院后喂养建议》提到强化营养是指出院后采用强化人乳、早产儿配方奶粉或早产儿过渡配方奶粉喂养的方法，主要对象是营养风险处于中危、高危的早产儿。一般情况下，中危、生长速度满意的早产儿需强化至矫正胎龄 3 个月；而高危、并发症较多和生长迟缓的早产儿可强化至矫正胎龄 6 个月，个别可至 1 岁。强化营养的时间存在个体差异，可根据生长情况强化至生长指标数值位于同性别同龄儿的第 25～50百分位曲线范围。

第三节 母乳性黄疸

一、母乳喂养不足性黄疸

由于母乳分泌不足或是新生儿吸吮能力及频率不足导致新生儿出生早期母乳摄入不足而引起的黄疸，为间接胆红素增高，亦称早发性母乳性黄疸。临床表现为出生后 1 周以后逐渐出现黄疸，黄疸发生时间与生理性黄疸相似，但程度较生理性黄疸重；生理性体重下降超过12%，小便量少，胎便排出延迟。同时需要排除其他病理因素引起的高胆红素血症。其预防措施主要是促进母亲乳汁分泌，加强新生儿的喂养，并动态监测新生儿黄疸情况，达到干预指征即予以干预（光照疗法或换血疗法）。干预标准：胎龄≥35 周的新生儿建议采用美国儿科学会推荐的干预标准，如图 16-1、图 16-2 所示；出生体重＜2500g 早产儿的黄疸干预标准见表 16-5。

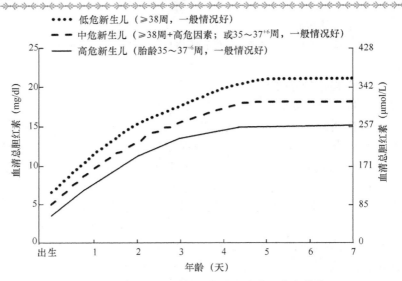

图 16-1　胎龄≥35 周新生儿的光照疗法参考曲线

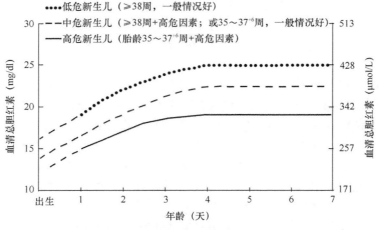

图 16-2　胎龄≥35 周新生儿的换血疗法参考标准

高危因素包括：同组免疫性溶血、葡萄糖-6-磷酸脱氢酶缺乏、窒息、显著的嗜睡、体温不稳定、败血症、代谢性酸中毒、低白蛋白血症。

表 16-5　出生体重＜2500g 早产儿的黄疸干预标准　（单位：mg/dl）

出生体重	血清总胆红素（TSB）											
	＜24 小时		24～48 小时		48～72 小时		72～96 小时		96～120 小时		≥120 小时	
	光照疗法	换血疗法	光照疗法	换血疗法	光照疗法	换血疗法	光照疗法	换血疗法	光照疗法	换血疗法	光照疗法	换血疗法
＜1000g	4	8	5	10	6	12	7	12	8	15	8	15
1000～1249g	5	10	6	12	7	15	9	15	10	18	10	18
1250～1999g	6	10	7	12	9	15	10	15	12	18	12	18
2000～2299g	7	12	8	15	10	18	12	20	13	20	14	20
2300～2499g	9	12	12	18	14	20	16	22	17	23	18	23

二、母乳性黄疸

母乳性黄疸是指除外其他病理因素，纯母乳喂养或母乳喂养为主的新生儿黄疸延迟消退，为间接胆红素增高。可能与以下因素有关：母乳中 3α，20β-孕激素抑制葡糖苷酸基转移酶活性；肠道葡糖醛酸糖苷酶增多；过多的表皮生长因子抑制肠道蠕动等。临床表现为黄疸发生时间在出生后 1 周以后逐渐出现黄疸，可持续 4～12 周或更长的时间，一般情况好，体检无异常，体重增长好，大、小便性质及量正常。同时需要排除其他病理因素引起的高胆红素血症。当血清总胆红素＜257μmol/L（15mg/dl）时不需要停母乳；血清总胆红素＞257μmol/L（15mg/dl）时可暂停母乳喂养 3 天，改人工喂养（停止母乳喂养期间需要继续保证母乳分泌，以便于黄疸消退后继续母乳喂养）；血清总胆红素＞342μmol/L（20mg/dl）时则予以光照疗法干预。

第四节　其他特殊情况

一、胃食管反流

胃食管反流主要是体位疗法，喂养后将患儿置于左侧半卧位，30 分钟后置于 30°仰卧位，并可考虑减少喂养量同时增加喂养次数。由于药物效果不明确，且存在不良反应，故不推荐使用。

二、葡萄糖-6-磷酸脱氢酶缺乏症患儿

为避免葡萄糖-6-磷酸脱氢酶缺乏症患儿发生溶血性贫血，实行母乳喂养的母亲不能进食蚕豆或服用呋喃妥因、伯氨喹和非那吡啶等药物。

三、婴儿患有代谢性疾病

1. 半乳糖血症　患儿不能母乳喂养，需使用特殊代乳品。

2. 苯丙酮尿症　在密切监测患儿血中苯丙氨酸水平的基础上，母乳与特殊配方奶粉混合喂养。

第四篇

特殊情况下母乳喂养指导

第十七章　早产儿袋鼠式护理

一、概　　述

"袋鼠式护理"又称皮肤接触护理，是 20 世纪 80 年代初发展起来的一种人性化的护理模式。近年来，在全球各地的早产儿中获得了广泛的应用。袋鼠式护理是通过母亲与婴儿间的皮肤接触，模拟母亲子宫内的环境，缓解不良刺激，促进早产儿的生长和神经发育，促进母亲哺乳和亲子感情交流。2003 年世界卫生组织公布了《袋鼠式护理实用指南》，袋鼠式护理有了统一的规范操作指南：母婴之间早期、持续性的皮肤接触；母亲尽量纯母乳喂养；医院有足够的支持和随访系统；减少早产儿住院时间；避免早产儿受到病房内各种不良刺激的影响等。

（一）袋鼠式护理的好处

1. 对婴儿的好处
（1）稳定早产儿、低体重儿的体温，调节呼吸和心率。
（2）促进中枢神经系统发育。
（3）有助于婴儿的心理发育。
（4）促进体格发育（体重、身长、头围）。
（5）缩短住院天数。

2. 对母亲的好处

（1）在婴儿和父母之间建立特殊的纽带。

（2）提升母乳喂养的概率及成功率。

（3）增加父母的自信度，减少产后抑郁发生。

（二）袋鼠式护理的形式

1. 袋鼠围兜　袋鼠式护理并不需要太特殊的装备，袋鼠围兜就可以在母亲卧床时帮助她在怀抱婴儿时解放双手。但是袋鼠围兜不是为携带婴儿设计的，不能保证足够的支撑力，所以在行走时应杜绝使用（图17-1）。

2. 袋鼠抱巾　专为行走时进行袋鼠式护理的设计。这是一种特殊的婴儿抱巾，帮助母亲或父亲在行走时携带婴儿，保持婴儿正确的体位，还能腾出双手活动（图17-2）。

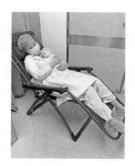

图 17-1　袋鼠围兜

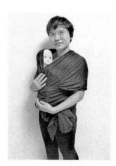

图 17-2　袋鼠抱巾

二、早产儿袋鼠式护理

（一）早产儿袋鼠式护理使用标准

1. 婴儿　生命体征稳定，且不存在以下任何一种情况：胸腔、腹腔引流等影响袋鼠式护理的操作体位以及呼吸支持下，病情仍不稳定、脐血管插管24小时内。

2. 父母　自愿参加，身体健康，无感染性疾病、传染病及精神疾病。

3. 终止指标

（1）婴儿生命体征不稳定，经观察、调整体位等处理无改善。

（2）由于父母原因不能持续。

（二）早产儿袋鼠式护理的实施前准备

1. 医护人员准备　确定袋鼠式护理实施对象，电话联系父母，父母知情同意后预约实施时间，告知袋鼠式护理当天家长准备事宜，开具袋鼠式护理医嘱。

2. 家庭准备工作　阅读宣传资料、了解袋鼠式护理的相关知识。袋鼠式护理当天清洁局部皮肤、剔除胸毛（父亲）、更换干净衣物（建议棉质前开衫），脱去项链，不擦香水。家长避免感冒，保持充足的休息时间，若患感染性疾病，需等完全康复后才能进行。可准备轻音乐供护理时播放，根据预约袋鼠式护理时间到达医院（图 17-3）。

袋鼠式护理

· 什么是袋鼠式护理（Kangaroo Mother Care，简称KMC）？

　　袋鼠式护理是针对早产儿研发出来的照护模式，让母亲将宝宝拥抱在胸前，借由皮肤与皮肤的接触，让宝宝感受到母亲的心跳以及呼吸声，仿照类似子宫的环境，让早产儿可以在父母亲的拥抱及关爱中成长。

· 袋鼠式护理（KMC）的好处有哪些？

1. 稳定宝宝的心跳，呼吸及血氧饱和度。
2. 保持宝宝的体温稳定，更安全感，加速体重的增长，缩短住院时间。
3. 促进亲子关系的建立，增加父母的自信心。
4. 提升母乳哺喂概率及成功率。

袋鼠式护理，您准备好了吗？

· 袋鼠式护理（KMC），您准备好了吗？

1. 阅读宣传资料、了解袋鼠护理的相关知识。
2. KMC当天清洁局部皮肤、剔除胸毛（父亲）、更换干净衣物（建议棉质前开衫），脱去项链，不要擦香水。
3. 家长避免感冒，保持充足的休息。若患感染性疾病，须等完全康复后才能进行。
4. 可准备胎教轻音乐供KMC时播放。
5. 根据预约袋鼠护理时间，提前半小时到达医院。

致各位宝爸宝妈：

让我们携手一起为宝贝的健康努力，祝愿宝贝健康快乐的成长！

图 17-3　袋鼠式护理的宣传图

3. 环境准备　安静且独立的房间，温度为 $25 \sim 27℃$。

4. 物品准备　舒适的躺椅（有扶手的）、小盖被、棉质的上衣、心电监护仪、体温计。

5. 时间　首次为30分钟，以后视情况可逐步延长至1小时甚至更久。

（三）早产儿袋鼠式护理的操作方法

1. 操作前准备

（1）父母：父母保持轻松愉快的心情，洗手，必要时清洁前胸皮肤，穿袋鼠式护理束带或全棉开衫睡衣。母亲需脱下文胸，若有乳汁溢出可准备小毛巾擦拭。另外，父母可先上洗手间避免袋鼠式护理过早中断。

（2）婴儿：脱去衣服，更换尿布（尽可能减少尿布包裹的区域），穿戴好袜子及帽子。

（3）急救设备准备：氧源、面罩、复苏囊、负压吸引装置等。

2. 操作方法

（1）护士协助父母微躺于躺椅上（约 60°），调整舒适坐姿，将衣服敞开，露出胸前皮肤。

（2）调整以最舒适、最适合婴儿的姿势，让婴儿双臂、双腿屈曲竖着放置在父亲（或母亲）胸前，与父亲（或母亲）充分皮肤接触并使婴儿趴睡于其胸前。

（3）婴儿头戴帽子或遮盖，颈部伸直。当婴儿头转向一侧时，将婴儿的头置于"闻花"位，使父亲（或母亲）能看见婴儿的脸，保持婴儿的气道通畅，头部有良好的支撑，避免过伸或俯屈。

（4）摆好体位后，父亲（或母亲）用手拖住婴儿的颈部及臀背部，加盖被子予以保暖，并保持有效监护（图 17-4、图 17-5）。

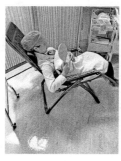

图 17-4　袋鼠式护理

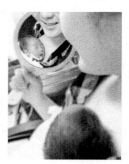

图 17-5　病情观察

（四）早产儿袋鼠式护理的观察与评估

1. 观察并评估父母与婴儿的情况

（1）评估父母的耐受情况，经干预仍不能耐受则暂缓此次袋鼠式护理。

（2）评估婴儿的状态、体温、脉搏、呼吸、经皮血氧饱和度（或肤色），必要时监测血压。

（3）若婴儿情况不稳定需及时干预，若持续不缓解则暂缓此次袋鼠式护理并做好对父母的解释及安抚工作。

（4）维持体位：及时纠正错误体位。

2. 观察指标

（1）主观指标：婴儿的肤色。

（2）客观指标：婴儿的心率、血氧饱和度、体温（每30分钟测一次体温）。

（3）异常指标：婴儿出现吐奶、呛咳或呼吸困难、肤色异常、心率小于100次/分或大于180次/分，血氧饱和度低于90%等。

早产儿袋鼠式护理标准操作流程见图17-6。

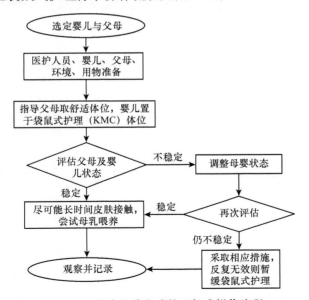

图 17-6　早产儿袋鼠式护理标准操作流程

（五）早产儿袋鼠式护理的注意事项

（1）周围环境：调暗光照，保持环境安静。

（2）操作过程中，父母避免起来走动发生婴儿坠落等意外。父母要始终保持清醒，不要和婴儿一起睡觉，注意观察婴儿的肤色、状态。若因婴儿出现异常或因特殊情况需要起身，需由医护人员协助。维持袋鼠式护理体位，保证有效的监护及观察。

（3）所有管道及输液管道适当固定，同时留有一定挪动余地。

（4）应由母亲或其他人员观察婴儿情况，操作人员不能饮用温度过高的饮料（以免婴儿烫伤）。

（5）预防感染：不主张父母使用手机，带手机的父母要注意手机的消毒（擦拭后用一次性薄膜手套覆盖）。

（6）当进行袋鼠式护理时，请将婴儿头朝上放置，以便严密观察并保持他的气道通畅。

（7）袋鼠围兜不适合作为散步时携带婴儿的工具。

（8）不建议在父母平躺时进行袋鼠护理，因为曾有报道婴儿在平躺时发生猝死，如果父母在卧位时需垫个枕头以使婴儿处于头高脚低的姿势。

第十八章　唇腭裂婴儿的母乳喂养

唇裂与腭裂是颌面常见的先天性畸形，当唇裂发生时，嘴唇是不连续的，而腭裂发生时，口腔和鼻腔之间直接相通。在唇腭裂婴儿中，约50%婴儿同时发生唇裂和腭裂，30%婴儿只有腭裂，20%婴儿只有唇裂；5%婴儿的唇裂扩展到累及牙槽。裂口通常是单边的，约有10%的病例裂口是双边的（图18-1）。

母乳喂养对于唇腭裂的婴儿较正常的婴儿更为重要，有研究表明，唇腭裂的婴儿发生中耳炎、呼吸道感染的概率更高，而母乳恰恰对此具有很好的保护作用。将母乳通过杯子、勺子、奶瓶等喂养应比人工喂养更为推荐。此外，母亲直接进行母乳喂养相比用奶瓶喂养对婴儿口腔发育可能带来好处。因此，当婴儿出生时，医务人员应及时评估婴儿进行母乳喂养成功的可能性，并做出正确指导。当直接母乳喂养无法成为唯一的喂养方式时，应鼓励使用杯子、勺子、奶瓶等进行母乳喂养，并且在合适的时候过渡到直接母乳喂养。

通过正确科学的喂养指导，掌握正确恰当的喂养方法，绝大多数婴儿能够通过母乳喂养而改善营养状况，使他能够有一个健康的身体接受手术治疗。

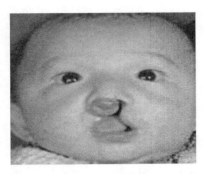

图 18-1　唇腭裂

一、唇腭裂的分类及分度

唇腭裂根据裂口情况分为单纯唇裂、单纯腭裂和唇腭裂。

（一）单纯唇裂

单纯唇裂依据裂口分离程度分为三度。Ⅰ度：仅限于唇红部分离；Ⅱ度：分离超过唇红部，但未进入鼻孔；Ⅲ度：整个上唇裂开，并通向鼻腔（图18-2）。

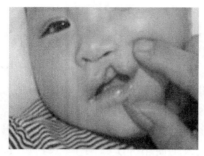

图 18-2　单纯唇裂

（二）单纯腭裂

单纯腭裂依据腭部裂口的深度分为三度。Ⅰ度：为软腭及悬雍垂裂；Ⅱ度：软腭及部分硬腭裂开；Ⅲ度：自软腭、悬雍垂至牙槽突整个裂开。单纯腭裂Ⅰ、Ⅱ度外表不易看出，一般是在婴儿张口哭或特别观察口腔时可见（图18-3）。

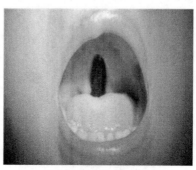

图 18-3　单纯腭裂

（三）唇腭裂

唇腭裂是唇裂与腭裂同时存在（图 18-4）。

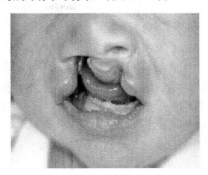

图 18-4　唇腭裂

二、唇腭裂婴儿的母乳喂养技巧

母乳喂养不仅经济、方便、安全、卫生，而且乳汁容易被婴儿消化吸收，还可以提高婴儿的免疫力。所以，母乳喂养是唇腭裂婴儿的最优选择。此处，对于经常出现鼻腔反流的婴儿，母乳喂养可以减少奶瓶对腭部和鼻腔黏膜的刺激。通常根据唇腭裂的程度来选择不同的哺乳方式。

（一）单纯唇裂

单纯唇裂的婴儿没有合并腭裂和牙槽嵴，虽然上唇口轮匝肌不连续，吸吮能力较正常婴儿弱，但口腔和鼻腔不相通，吸吮时口内保持正常负压，而且两侧裂唇肌可通过代偿有一定程度的提高。所以，这类婴儿的母乳喂养没有太大的困难，可以采用直接哺喂的方式，无须采用特殊器具。

喂养姿势：由于单纯唇裂的婴儿吃母乳时嘴唇会留下一道缝隙，很难含紧母亲的乳晕，应采取婴儿面对乳房的喂养姿势。母亲也需调整姿势，用柔软的乳房挤压堵住这条缝，母亲需要托起乳房，从而将乳房推进婴儿口腔。当感到吮吸力不足的时候，母亲可以用手指握住婴儿唇裂隙缝处，协助婴儿吸吮。

（二）单纯腭裂及唇腭裂

　　腭裂婴儿由于口腔和鼻腔相通导致获得有效吮吸负压不足和吸吮困难。舌头后缩致婴儿在吮吸乳头时，舌头不能有效地包裹而致吸吮困难。因口腔和鼻腔相通，吸吮时口腔内无法保持正常负压，吸吮过程容易吸入过多的空气，而且易将吸入的乳汁通过腭部裂隙从鼻孔溢出。吸吮母乳及喂养均存在一定的困难，需要给予指导，有时需要使用专用的奶瓶或奶嘴。Ⅰ度单纯腭裂时采用一定的体位，喂养问题不大，但Ⅱ度、Ⅲ度单纯腭裂及唇腭裂则喂养困难较大，需要专业的指导。

　　1. 母乳喂养的时间　　刚出生的婴儿待生命体征平稳后，即可采用自主寻乳法。让婴儿与母亲进行皮肤接触，这时母亲最好采用半躺式体位（抬高床头 45°～60°，婴儿趴在母亲胸前），让婴儿自主寻乳。婴儿刚出生时，母亲的乳汁不多，不易出现呛奶，可以从乳汁不多时开始适应。由于腭裂的婴儿容易出现呛奶，不宜喂过饱，实行按需喂养，少量多餐；不要在婴儿太饿时才喂，在适度饥饿时就喂，如在婴儿刚刚醒来，还闭着眼，嘴巴在蠕动，手靠近嘴边，这时喂奶最好。唇腭裂的婴儿在吸奶过程中需要预防呛奶，婴儿会自行调整每次吞咽的奶量，喂奶的时间会较正常婴儿要长。

　　2. 母乳喂养的姿势　　唇腭裂的婴儿由于口腔和鼻腔相通，在喂养时乳汁很容易经腭裂口进入鼻腔而出现呛奶，母乳喂养时，婴儿的头、肩枕于母亲喂养乳房一侧的肘弯部，并保持婴儿头高位，母亲用手指轻压乳晕，以使乳头翘起，易于被婴儿含住，婴儿口含住乳头及大部分乳晕，母亲用手指压住唇裂处，维持婴儿口腔动力。母亲的大拇指放在乳房上方，其余四指放在乳房下方托起乳房，便于婴儿吸吮，同时充分挤压乳窦，利于乳汁排出。为了防止婴儿因奶流过急而呛奶，母亲可采取剪刀式方法用示指和中指轻夹乳晕两旁，帮助婴儿含住乳晕，从而将乳头含在口腔中。整个过程中，保持婴儿头高位，注意观察婴儿的面色及吞咽情况。哺乳后将婴儿轻轻抱起，轻拍背部，使其咽下的空气排出，保持右侧卧位，将床头抬高，以防乳汁吸入气管而发生意外。伴有腭裂的婴儿，通过佩戴口内辅助物——牙盖板，有助于完成吸吮动作（图 18-5）。

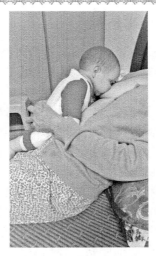

图 18-5　半卧式喂奶

3. 奶瓶喂养　对于吸吮力弱或裂口深，直接母乳喂养极易出现呛奶的婴儿则需要使用配有专用奶嘴的奶瓶喂养（图 18-6）。母亲使用吸乳器或手法挤奶，将乳汁挤出，根据婴儿需要增加挤奶的次数。建议选用"Y"形开口的奶嘴配以可挤压的塑料奶瓶使用。喂奶时，调整奶嘴，使其位于非裂隙侧的颊部内侧，而并非位于咽喉处。轻柔地按压瓶身，配合着婴儿吸吮奶嘴的动作，使乳汁易于到达舌部，这样吞咽反射就会自然而然地发生。有些专为唇腭裂婴儿设计的奶嘴，奶嘴的一面较硬，一面较软，喂奶时将较硬的一面朝上，软的一面朝下，婴儿吸吮时奶嘴会向下弯曲，乳汁就会顺着舌面滑入。喂奶时的体位与母乳喂养时的体位一样，应使婴儿头高脚低呈斜坡位（图 18-7）。

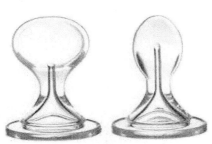

图 18-6　唇腭裂专用奶嘴

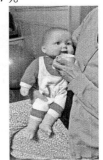

图 18-7　婴儿斜坡位喂养

（三）喂养过程的注意事项

（1）在喂养过程中，要密切观察婴儿的面色有无青紫、哭声是否洪亮、有无呛奶和溢奶。如有发生，及时拔出乳头，快速拍背、观察，防止乳汁流入呼吸道。

（2）尽可能直接母乳喂养，无法做到直接母乳喂养的尽量使用专用奶嘴及奶瓶。因为汤匙和自行开大的奶嘴不易控制乳汁流量，乳汁流量过大会增加婴儿吸入性肺炎的风险。当婴儿喝奶过程中出现呛奶或频繁的咳嗽时，父母应该重视是否喂奶流速过快。

（3）将奶嘴放入婴儿舌部中央或非裂隙侧。婴儿容易吞入大量空气，所以需要分次喂奶。在中间多次暂停帮助婴儿拍背打嗝，吐出吸入的多余空气，以避免吐奶。拍背时应将婴儿竖立在大腿上或者放在肩部，将头部和胸部稍微向前倾斜，轻拍后背，帮助打嗝。

（4）有时乳汁会从鼻部反流出来，这是正常现象，不必过于惊慌，只要暂时停止喂奶，等婴儿咳嗽或打喷嚏后再继续即可。

（5）喂完奶给婴儿再喂少量开水，并用蘸开水的棉花棒清洗婴儿的鼻孔、腭部、舌头及牙床，可避免因奶垢堆积，造成口腔感染。但要注意避免棉花留在口腔或鼻腔内。

（6）喂奶后婴儿可取右侧卧位睡，既可以帮助消化，而且还可以防止溢奶时不慎呛到。

第十九章 食物过敏婴儿的母乳喂养

食物过敏是指免疫机制介导的食物不良反应，即食物蛋白引起的异常或过强的免疫反应，表现为一组综合征，其症状累及皮肤、呼吸、消化、心血管等器官和系统。近几年食物过敏的患病率逐年增加。虽然食物过敏可随年龄增长而自愈，但可能增加后期呼吸道变态反应性疾病发生的危险性。

婴儿食物过敏的临床表现如表 19-1 所示。

表 19-1　婴儿食物过敏的临床表现

机制	时相	症状
速发型（IgE 介导）	摄入食物 30～60 分钟出现症状	口腔过敏综合征（口腔麻木、唇部肿胀）；荨麻疹；血管性水肿；湿疹；胃肠道症状（呕吐、腹泻）；哮喘发作；过敏性休克
迟发型（非 IgE 介导）	摄入食物数小时后或数天后发生	食物蛋白诱发的肠道疾病、小肠结肠炎、直肠结肠炎；嗜酸性粒细胞增多性食管炎；异味性皮炎；胃食管反流；婴儿腹痛、便秘；生长障碍等

几乎 90%以上的食物过敏是由奶类、蛋、大麦、黄豆、花生、鱼、有壳的水生动物等引起的，其中，蛋、奶类和花生是最常引起儿童食物过敏的原因。而花生、鱼和有壳的水生动物则是最容易引起严重过敏反应的食物。过敏的症状可以在吃入食物后数分钟到数小时发生。常见的症状有：呕吐、腹泻、腹痛、荨麻疹、唇部肿胀、湿疹、嘴唇或口腔发痒、喉咙发痒、呼吸困难、发出气喘声、血压降低等。有研究表明，过敏性疾病的预防应从新生儿期开始，肠道免疫系统的建立是预防过敏的重要措施，人类肠道免疫系统包括免疫屏障和非免疫屏障，非免疫屏障就是肠道上皮细胞、肠蠕动、肠道的酶、低 pH 以及肠道菌群；肠道的免疫系统就是肠道及周围的淋巴细胞。过敏的发生与肠道的屏障完整性有关，新生儿肠道的屏障功能不成熟，存在渗漏现象，大分子蛋白质可以通过渗漏入侵，引起过敏反应。当肠道正常菌群建立，可在肠道黏膜表面形成保护膜，防止大分子蛋白质渗漏。新生儿肠

道正常菌群来自于正常分娩时的母亲产道、母婴皮肤接触及母乳喂养时母亲的乳头和乳汁中的益生菌。因此，早接触、早吸吮的母乳喂养是婴幼儿肠道正常菌群的重要来源，特别是剖宫产的婴儿。

中华医学会儿科学分会儿童保健学组、中华医学会围产医学分会、中国营养学会妇幼营养分会制定的 2018 版《母乳喂养促进策略指南》中，对于牛奶蛋白过敏的婴儿鼓励继续母乳喂养，但母亲应回避牛奶及其制品的摄入，并补充钙剂。也就是说，当母乳喂养的婴儿出现湿疹或其他过敏症状时应继续母乳喂养，但母亲应回避摄入致敏食物。致敏食物的确定需要一个流程。常用的方法是食物回避实验，如怀疑牛奶蛋白过敏，其诊疗方案见牛奶蛋白过敏诊疗流程图（图 19-1）。

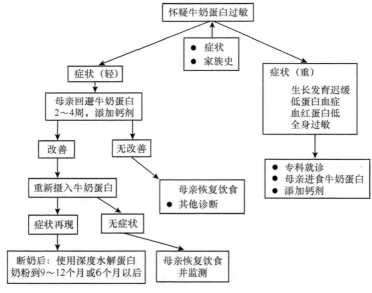

图 19-1　牛奶蛋白过敏诊疗流程

对于怀疑某食物过敏的哺乳母亲均可套用这种方法来确定，并继续母乳喂养的同时回避该种食物。

第二十章　职场妈妈母乳喂养

母乳是婴儿最理想的天然食物，母乳喂养对婴儿的好处是任何配方奶粉都不可替代的。世界卫生组织建议对婴儿在出生后 6 个月内实施纯母乳喂养，并继续进行母乳喂养直至 2 岁或更长时间。但是大部分母亲在产假结束以后重返工作岗位，需要找到生活与工作的平衡点，同时胜任母亲与员工的角色。

一、产假期间提前做好准备

母亲在产假期间提前储存母乳。母亲在产假期间可让婴儿频繁吸吮，使乳汁分泌丰盈，同时提前开始储存母乳。储存母乳不仅让婴儿可以继续享用母乳，还可保持母亲乳汁分泌，防止乳胀。使用吸乳器吸出母乳后，直接装入储奶瓶（储奶袋）密封好，标注挤奶时间后放入母乳专用冰箱冷藏（如果条件不允许，冷冻层整理一个独立抽屉消毒后作为母乳储存柜）。这样上班后就可以使用冻奶继续母乳喂养。

二、职场妈妈上班前准备

（一）选择继续母乳喂养的方式

如果工作地点离家比较近，可以选择直接母乳喂养，上班前喂饱，午休时回家喂一次奶，下班后喂一次，再加上夜间的几次喂奶，基本上就能满足婴儿的需要；如果离家远，就需要提前将母乳挤出来储存好，作为婴儿第 2 天的"口粮"。

（二）心理准备

母亲要对自己和婴儿有足够的信心。在产假结束前的 1～2 周开始尝试定时挤奶、收集，并给婴儿每天 2～3 次奶瓶喂养的锻炼机会，让婴儿有一个适应的过程。为了保持母乳的质量，职场妈妈应保持心情愉快，淡忘工作的压力，与婴儿同步休息，夜间也要坚持喂奶；同时要合理调整饮食结构，多食蔬菜和水果。

（三）物品准备

1. 吸乳器　吸乳器有电动吸乳器（图 20-1）和手动吸乳器（图 20-2）。另外，电动吸乳器还分为单乳泵吸乳器和双乳泵吸乳器两种类型。尽量挑选材料安全、质量优异、易拆洗消毒的产品，吸乳器的喇叭罩要与母亲乳房大小相适宜。

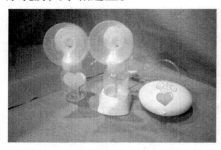
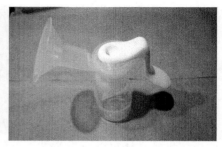

图 20-1　电动吸乳器（双乳泵）　　　　　图 20-2　手动吸乳器

2. 储奶袋（储奶瓶）　储奶袋（图 20-3）的外袋耐热温度为 120℃，内袋耐热温度为 90℃，全袋耐冻温度为-85℃，切不可用廉价的保鲜袋装母乳，以防母乳受到污染。储奶瓶最好选择玻璃、密封良好，瓶盖大小适宜，可反复使用的（图 20-4）。

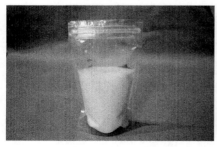
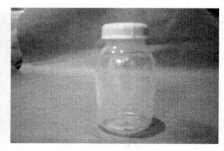

图 20-3　一次性储奶袋　　　　　图 20-4　储奶瓶

3. 哺乳内衣、防溢乳垫　选择柔软全棉、高弹性的哺乳内衣，勤换洗保持干净。防溢乳垫选择吸水性强的全棉乳垫（图 20-5）及一次性乳垫（图 20-6），可独立包装，方便携带。

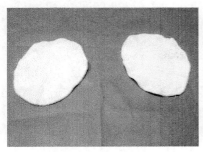

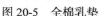

图 20-5　全棉乳垫

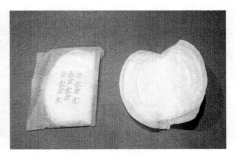

图 20-6　一次性乳垫

4. 消毒锅　有专用奶瓶消毒烘干锅（图 20-7）或可用专用铁锅煮沸消毒（图 20-8）。

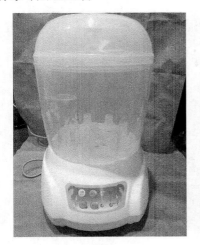

图 20-7　奶瓶消毒烘干锅

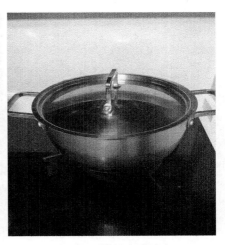

图 20-8　铁锅煮沸消毒

5. 母乳储存包　母乳储存包内配有冰排，具有保温效果（图 20-9）。

（1）前 1 天把冰排放在冰箱冷冻室过夜，第 2 天将冰排放在母乳储存包里，拿到工作单位去。

（2）将盛有母乳的密封奶瓶放进有冰排的母乳储存包内，便可进行冷藏保存，且便于携带。

（3）母乳放置在有冰排的母乳储存包内超过 10 小时，若需继续储存时，应考虑移送冰箱内冷藏。

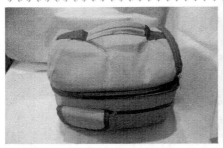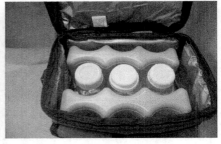

图 20-9　母乳储存包

6. 哺乳罩　与围兜相似。选择全棉透气、遮盖效果好的哺乳罩。适合外出在公共场合需要哺乳的母亲（图 20-10）。

7. 热奶器　选择温度标准、口径大小适宜的热奶器（图 20-11）。

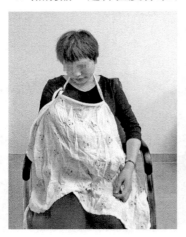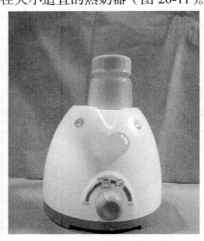

图 20-10　哺乳罩　　　　　　　　图 20-11　热奶器

三、职场妈妈上班后保存母乳

（一）创造条件，贵在坚持

在单位挤奶时应选择安静、私密的环境，定时实施，养成习惯。挤奶频率尽量和直接哺乳时相仿，2～3 个小时一次。请勿因忙于工作而遗忘，切勿到乳房肿胀得无法忍受了再挤，这样易诱发乳腺炎或回奶。临下班的时候勿挤奶，可回家后哺乳。

（二）科学储藏，合理解冻

吸出来的母乳，装进储奶袋（储奶瓶）后，让母乳在无菌的状态下储存。再将储奶袋上留存的水分擦干，把每一袋都用保鲜膜或者塑料袋包好，贴上标签，写明日期和时间，放入储奶包内冷藏（如欲长期存放母乳最好不要用塑胶袋装）。解冻母乳时，需用冷水或温水来解冻。

（三）尽可能直接哺乳，加强沟通

鼓励尽可能直接哺乳，不仅可增进母婴之间的情感交流，还可促进婴儿心理的正常发育、大脑与智力的发育。

（四）正确挤奶方式

详见本书第八章第一节。

（五）母乳加热方法

热奶器调节温度为40℃，待温度到达后直接将保鲜母乳放入热奶器中30分钟，取出冷却至哺喂温度，不要直接用炉火加热或微波炉加热，会破坏营养成分或烫伤婴儿。母乳冷冻后会有分层现象，这是正常的，摇匀即可。解冻后的母乳不能再次冷冻。冷藏的母乳在解冻时，先将密封袋放置在室温中慢慢融化，解冻后轻轻摇晃，让乳汁及脂肪混合均匀，然后倒入奶瓶中置于热奶器加热。

参 考 文 献

曹泽毅. 2014. 中华妇产科学[M]. 3 版. 北京：人民卫生出版社.

丁曼琳. 1997. 妇产科疾病诊断与鉴别诊断[M]. 2 版. 北京：人民卫生出版社.

丰有吉，沈铿. 2008. 妇产科学[M]. 北京：人民卫生出版社.

郭慧洁，王吉平，徐倩倩. 2015. 妊娠期糖尿病患者产后母乳喂养的研究进展[J]. 护理学杂志, 30(24)：99-102.

柯恩汉姆. 2001. 威廉姆斯产科学[M]. 20 版. 郎景和译. 西安：世界图书出版公司.

雷明，王燕，周婉平，等. 2013. 乳头凹陷者母乳喂养的研究进展[J]. 中华护理杂志, 48(11)：1036-1038.

马盼盼，李杏良，刘亭君，等. 2015. 袋鼠式护理对早产儿神经发育的影响[J]. 中华现代护理杂志, 21（10）：1232-1235.

邵晓梅，叶鸿瑁，丘小汕. 2011. 实用新生儿科学[M]. 北京：人民卫生出版社.

童笑梅，封志纯. 2017. 早产儿母乳喂养[M]. 北京：人民卫生出版社.

王惠珊，曹彬. 2014. 母乳喂养培训课程[M]. 北京：北京大学医学出版社.

王立新. 2012. 母乳喂养指导手册[M]. 北京：北京科学技术出版社.

王卫平. 2013. 儿科学[M]. 8 版. 北京：人民卫生出版社.

文红，杨柳. 2011. 母乳喂养中的问题[J]. 中国实用乡村医生杂志, 18（5）：4-5.

肖娜，石绍南，何诗雯，等. 2017. 袋鼠式护理在早产儿中的研究进展[J]. 当代护士，专科版（下旬刊）：15-18.

袁水琴. 2017. 袋鼠护理联合音乐疗法在早产儿护理中的初步应用[J]. 护理研究, 5：212-221.

张玉侠. 2015. 实用新生儿护理学[M]. 北京：人民卫生出版社.

中国医师协会新生儿科医师学会营养专业委员会，中国医师协会儿童健康专业委员会母乳库学组. 2016. 新生儿重症监护病房推行早产儿母乳喂养的建议[J]. 中华儿科杂志, 54（1）：13-16.

中国营养学会. 2016. 中国居民膳食指南（2016）[M]. 北京：人民卫生出版社.

中国营养学会膳食指南修订专家委员会妇幼人群指南修订专家工作组. 2016. 哺乳期妇女膳食指南[J]. 中华围产医学杂志, 19（10）：721-726.

中国营养学会膳食指南修订专家委员会妇幼人群指南修订专家工作组. 2016. 6月龄内婴儿母乳喂养指南[J]. 临床儿科杂志, 34（4）：287-291.

中华儿科杂志编辑委员会，中华医学会儿科学分会新生儿学组，中华医学会儿科学分会儿童保健学组. 2009. 早产/低出生体重儿喂养建议[J]. 中华儿科杂志, 47（7）：508-510.

中华医学会肠外肠内营养学分会儿科学组，中华医学会儿科学分会新生儿学组，中华医学会小儿外科学分会新生儿外科学组. 2013. 中国新生儿营养支持临床应用指南[J]. 中华小儿外科杂志, 34（10）：782-786.

中华医学会儿科学分会感染学组，全国儿科临床病毒感染协作组. 2012. 儿童巨细胞病毒性疾病诊断和防治的建议[J]. 中华儿科杂志, 50（4）：290-292.

中华医学会儿科学分会新生儿学组，《中华儿科杂志》编辑委员会. 2014. 新生儿高胆红素血症诊断及治疗专家共识[J]. 中华儿科杂志, 52（10）：745-748.

中华医学会妇产科学分会产科学组. 2013. 乙型肝炎病毒母婴传播预防临床指南[J]. 中华妇产科杂

志，48（2）：151-154.

周文化，刘绍. 2013. 食品营养与卫生学[M]. 长沙：中南大学出版社.

《中华儿科杂志》编辑委员会，中华医学会儿科学分会儿科保健学组，中华医学会儿科学分会新生儿学组.2016.早产、低出生体重儿出院后喂养建议[J].中华儿科杂志，54（1）：6-11.

《中华儿科杂志》编辑委员会，中华医学会儿科学会儿童保健学组，全国佝偻病防治科研协作组. 2008.维生素 D 缺乏性佝偻病防治建议[J]. 中华儿科杂志，46（3）：190-191.

Agostoni C, Buomocore G, Carnielli VP, et al. 2010. Enteral nutnient supply for preterm infants：commentary from the European Society of Paediatric Gastroenterology, Hepatology and Nutrition Committee on Uutrition[J]. Jpediatr Gastroenterol Nutr, 50（1）：85-91.

Birch LL, Doub AE. 2014. Learning to eat：birth to age 2 years[J]. Am J Clin Nutr, 99（3）：723S-728S.

Boundy EO, Dastjerdi R, Spiegelman D, et al. 2016. Kangaroo Mother Care and Neonatal Outcomes：A Meta-analysis[J]. Pediatrics, 137（1）：2015-2238.

Cassidy, Tanya M. 2013. Breastfeeding global practices, challenges, maternal and infant health outcomes[M].Hauppauge, New York：Nova Science Publishers, Inc.

Danielle M. 2015. General practice case analysis by professor Danielle Mazza from Australia-common breast feeding problems[J]. Chinese General Practice, 18（7）：736-739.

Dewey KG. 2013. The challenge of meeting nutrient needs of infants and young children during the period of complementary feeding：an evolutionary perspective[J].J Nutr, 143（12）：2050-2054.

Endres LK.Straub H, McKinney C, et al. 2015. Postpartum weight retention risk factors and relationship to obesity at 1 year[J]. Obstet Gynecol, 125（1）：144-152.

Goelz R, Hihn E, Hamprecht K, et al. 2009. Effects of different CMV-heat-inactivation-methods on growth factors in human breast milk[J]. Pediatr Res, 65（4）：458-491.

Kurath S, Halwachs-Baumann G, Mülller W, et al.2010.Transimission of cytomegalovirus via breast milk to the prematurely born infant：a systematic review[J].ClinMicrobiol Infect, 16（22）：1172-1178.

Liu YQ, Maloni JA, Petrini MA. 2014. Effect of postpartum practices of doing the month on Chinese women's physical and psychological health[J].Biol Res Nurs, 16（1）：55-63.

Mackenzie D, Pfitzer A, Maly C, et al. 2018. Postpartum family planning integration with maternal, newborn and child health services：a cross-sectional analysis of client flow patterns in India and Kenya[J]. BMJ Open, 8（4）：e018580.

Meier J, Lienichke U, Tschirsch E, et al. 2005. Human cytomegalovirus reactivation during lactation and mother-child transmission in preterm infants[J]. J Clin Microbiol, 43（3）：1318-1324.

Milankov O. 2013. Infant nutrition-experiences, new trends and recommendations[J]. Med Pregl, 66（1-2）：5-10.

Przyrembel H. 2012. Timing of introduction of complementary food：short and long-term health consequences[J]. Ann Nutr Metab, 60（Suppl 2）：8-20.

Sharma D, Murki S, Pratap OT. 2016. To compare growth outcome sand cost-effectiveness of "Kangaroo ward care" with "intermediate intensive care" in stable extremely low birth weight infants：randomized control trial[J].Matern Fetal Neonatal Med, 12（20）：531-537.

Subcommittee on hperbilirubinemia.2004.Management of hyperbilirubinemia in the newborn infant 35 or more weeks of gestation[J].Pediatrics, 114：297-316.

World Health Organization. 2012. Guideline：Sodium intake for adults and children[M].Geneva：WHO.